健康之城

——新时代"健康上海"典型案例汇编

主 编

上海市健康促进委员会办公室

《新民晚报》社

 上海科学技术出版社

图书在版编目（CIP）数据

健康之城：新时代“健康上海”典型案例汇编 / 上海市健康促进委员会办公室，《新民晚报》社主编. — 上海：上海科学技术出版社，2020.7
ISBN 978-7-5478-4973-6

Ⅰ. ①健… Ⅱ. ①上… ②新… Ⅲ. ①医疗保健事业-案例-汇编-上海 Ⅳ. ①R199.2

中国版本图书馆CIP数据核字(2020)第109001号

健康之城
——新时代“健康上海”典型案例汇编
上海市健康促进委员会办公室 《新民晚报》社 主编

责任编辑 / 黄 薏
封面设计 / 房惠平
美术编辑 / 李成俭 陈 洁
上海世纪出版（集团）有限公司
上 海 科 学 技 术 出 版 社 出版、发行
（上海钦州南路71号 邮政编码200235 www.sstp.cn）
上海雅昌艺术印刷有限公司印刷
开本787×1092 1/16 印张11.75 字数：150千字
2020年7月第1版 2020年7月第1次印刷
ISBN 978-7-5478-4973-6/R · 2116
定价：58.00元

编写人员

序

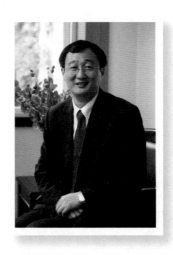

在全国首个省级中长期健康行动方案——《健康上海行动（2019—2030年）》出台一周年之际，上海市健康促进委员会办公室与新民晚报社联合编写《健康之城——新时代"健康上海"典型案例汇编》，展示健康上海建设的重大成就，彰显《健康上海行动》的积极成效，有利于进一步推进常态化疫情防控，健全公共卫生群防群控机制，深化《健康上海行动》，全方位提升健康上海建设能级。

书中的典型案例，源于2019年起由上海市健康促进委员会主办的"新时代健康上海建设典型案例"征集推选活动。在全市参与健康上海建设的各级政府部门和企事业单位，各办医主体，各级医疗卫生机构，有关学、协会与社会组织，以及市民群众等大力支持下，通过层层遴选、专家评审，最终推选出140个典型案例，其中包括60个示范案例、80个优秀案例，涉及倡导健康生活、优化健康服务、完善健康保障、建设健康环境、发展健康产业等方方面面。概括而言，具备五大特点：一是健康实事有力度，如"'市民健康大礼包'连送12载""45公里黄浦江岸线串起生活秀带"等，多部门推进、跨领域协同，致力改善全民生活方式与人居环境；二是健康举措有温度，如"长护险移动结算让失能老人受益""近视综合防治，童眸明亮起来"等，为"一老一小"构筑健康屏障，为特殊人群带来健康保障；三是健康管理有深度，如"守护健康，慢性病全程管理新模式""'五码联动'，疫苗全程可追溯"等，立足疾病防控，推进系统管理；四是健康服务有广度，如"'健康守门人'服务新升级""医联体打通惠民医疗最后一公里"等，推进医疗资源均衡，构筑完善服务体系；五是健康视野有高度，如"第九届全球健康促进大会在中国上海举行""打造健康教育与健康促进'上海模式'"等，致力构筑全球健康城市典范。这些典型案例，由上海市健康促进委员会办公室与《新民晚报》社，以及上海市健康促进中心的团队细心梳理、精心打磨、汇编成书，同时也得到上海市健康促进协会、上海市健康教育协会等单位的大力支持，在此一并感谢。

第九届全球健康促进大会上，世界卫生组织赞誉上海是健康城市工作的样板城市，作为改革开放先行先试地区，上海在健康促进与城市可持续发展方面的引领地位毋庸置疑。书中的140个"健康故事"生动展示了健康样板城市是如何炼成的：既有布局规划的重要举措，也有贴近百姓的重点项目；既有高屋建瓴的宏观视野，也有深入基层的微观触角；既有优良传统的大力弘扬，也有群防群控的创新突破。无论对于各级政府部门的政策制定者，还是各办医主体、各级医疗卫生机构管理者，抑或企业、学校、社区、广大市民等而言，本书都是健康上海建设案例分享的学习模板与绝佳示范。

2020年新冠肺炎疫情给所有人带来挑战与思考，全民战"疫"更加突显健康之重，同时也昭示着我们下一步工作的新起点。我们将在市委、市政府和健康中国行动推进办的关心与领导下，进一步加强健康城市治理，深化跨部门合作，切实贯彻"健康融入万策"，推动全社会形成强大合力，从而加快推进《健康上海行动》与新时期爱国卫生工作，健全公共卫生群防群控机制，全方位打造健康之城，全周期维护和保障市民健康，努力创造高品质健康生活，按照建设"五个中心"和打响上海"四大品牌"的要求，对标顶级全球城市，为提升上海城市能级和核心竞争力，加快建设具有世界影响力的社会主义现代化国际大都市作出更大贡献！

上海市健康促进委员会副主任
上海市卫生健康委员会主任　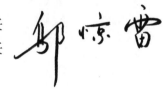

目录

第1篇 示范案例

第2篇 优秀案例（简介）

附录

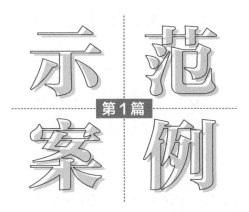

示范案例

第1篇

　　健康,与这座城市的发展紧密交融:从一场盛大的"健康奥林匹克"到一批领先的"智慧健康驿站",从一份温暖的"健康大礼包"到一群执着的"健康守门人",从一条创新的"健康生活秀带"到一道牢固的"口岸检疫防线"……这60个示范案例,包含在保障和提高市民健康水平、创造高品质健康生活方面有突出成绩、获得市民高度认同的重要举措、重点项目和重大成就,立足大上海,协同长三角,辐射全世界,全方位展示"时代精神",全景式呈现"健康之城"!

1 | 第九届全球健康促进大会在中国上海举行

◆ 上海市卫生健康委员会健康促进处

2016 年 11 月 21 ～ 24 日，被誉为"健康奥林匹克"盛会的第九届全球健康促进大会在上海圆满举行，有 131 个世界卫生组织成员国和部分联合国机构、国际组织、非政府组织以及中外健康城市代表参加会议。大会围绕"可持续发展中的健康促进"主题，举行了 6 个主论坛、健康城市市长论坛、30 个平行论坛。本次大会是推进全球健康促进实践的一个重要里程碑，为未来 15 年全球健康促进工作提供了重要指引，是全球健康促进大会 30 年来参会人员级别最高、内容最丰富、影响力最大的一次会议，赢得了国际社会的广泛赞誉。

第九届全球健康促进大会提升了中国在国际公共卫生事务中的地位和话语权。李克强总理代表中国出席大会开幕式并发表重要讲话，他指出：中国是健康促进的积极倡导者和坚定践行者，走出了一条符合中国国情的卫生与健康发展道路。本届大会有 1200 余名参会代表（包括 4 位联合国机构负责人、19 个国际组织代表和 81 名中外部长级代表，以及 123 名中外城市市长），受到国际社会普遍关注。会议期间，原国家卫生和计划生育委员会、上海市与参会的国家及地区举行了 20 余次双边、多边会谈，部分国家与中国进行卫生和商贸合作交流的意愿增强，体现了我国在参与全球健康治理、为全球健康事业做贡献的积极态度和重要地位。

同时，大会丰富了全球健康促进与可持续发展的理论体系。大会发布了成果文件《2030 可持续发展中的健康促进上海宣言》和《健康城市上海共识》，为下一阶段全球健康促进事业发展指明了方向，为健康中国建设、健康城市建设和联合国 2030 可持续发展目标的实现提供了重要理论支撑和行动指南。《2030 可持续发展中的健康促进上海宣言》重点围绕良好卫生治理、建设健康城市和社区、提高健康素养这三个优先行动领域，发出具体行动承诺和倡议。《健康城市上海共识》明确提出了健康城市治理的五大原则和十大优先行动领域，呼吁全球所有城市积极参与健康城市建

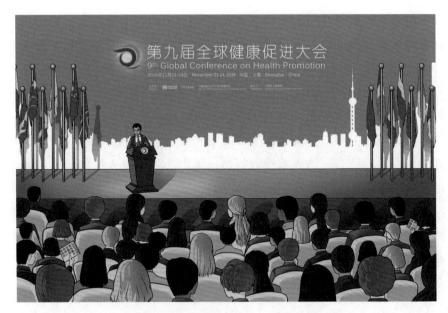

▲ 第九届全球健康促进大会在中国上海举行

设，郑重承诺相互分享经验和成功做法。

此次大会充分展示了中国健康促进经验，特别是健康上海优秀实践。会议期间专门设立了中国国家日活动，通过国家日活动的 47 条线路参观，向国内外参会代表展示了上海 16 个区、141 个健康促进案例，展现了上海健康促进的重要经验。

上海把建设健康城市行动列入各级政府的核心议事日程，全市建立了由市政府相关职能部门、各区县政府为成员单位的联席会议制度，形成了覆盖上海 45 个委办局、16 个区、210 个街镇和 5500 余居（村）委会的健康促进工作网络。特别是围绕消除人群健康危害因素、改善城市人居环境、改变个人行为方式等目标，上海实施了多轮"建设健康城市三年行动计划"，切实维护公共卫生安全，保障人民身体健康。近年来，上海的空气质量优良率、工业废弃物利用率、食品安全监测合格率等一系列指标均有明显改善，体现了政府主导、多部门携手，将健康融入万策。

2007 年起，上海就开始实施"健康自我管理小组"建设项目，从源头防控慢性病危害，推广健康生活方式。截至 2015 年底，全市累计建立 2.6

万个健康自我管理小组，42 万人参与活动。同时，上海着力提高市民健康素养，每年向 800 多万户常住人口家庭免费发放健康读本和实用工具（比如控盐勺、控油壶等），市民健康知识知晓率逐年上升，饮酒率呈下降趋势，经常参加体育锻炼的人口超过四成，群众健康素养持续提升，居民健康自我管理不断加强。

这些年，上海卫生资源配置和投入持续向公共卫生、精神卫生、母婴健康、医养结合、临终关怀等倾斜，着力加强重点人群的健康问题治理。同时，推动健康社会共治，努力激活社区、企业、学校等社会的健康细胞，让健康促进成为创新社会治理的抓手，有效促进社会和谐和民生幸福。2015 年，上海还以新一轮社区卫生服务综合改革为契机，推动建立家庭医生制度，向居民提供便捷、连续、安全、有效的卫生服务，全人群、全方位激活社会的健康细胞。

2 | "健康大礼包"连送 12 载

◆ 上海市健康促进委员会办公室

"一看就懂，一学就会。"这是家住黄浦区的杨女士对上海市政府每年向全市居民家庭发放"健康大礼包"的最大感想。在她家里，这些年来的控盐勺、控油瓶、腰围尺、膳食宝塔冰箱贴、食物红黄绿灯分类冰箱贴、保健梳、穴位按摩器等，她都一一保留，因为"很派用场"。"食品安全、科学健身、道路交通安全，这些读本我们全家都看过。"杨女士自豪地说。

这不是一种简单的赠送行为，而是一场公平、可及的健康科普行动。上海连续 12 年组织实施覆盖全市约 800 多万户常住人口家庭免费发放"健康读本 + 实用健康工具"组合式礼包的健康科普项目。通俗易懂的健康读本、实用并具有警示或保健功能的小小工具，让市民可以更快、更好、更持久地掌握健康知识和技能。评估数据表明：近九成居民像杨女士那样，认为"健康大礼包"已成为全家获得健康知识、信息和技能的重要途径。

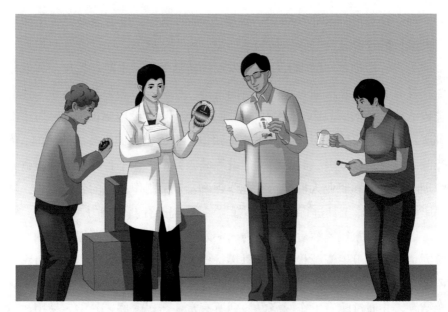

▲"健康大礼包"连送 12 载

以"广覆盖、低成本"策略，让健康促进知识进入千家万户，覆盖全市 800 多万户家庭和 2400 多万市民，潜移默化改变上海市民的理念和行为，确保市民三大健康指标连续十多年达到世界发达国家领先水平。也许有人会问，上海是怎么做到的？

时间倒回至 2008 年，也就是中国举办奥运会的那年，上海市政府、上海市健康促进委员会开始逐步探索一种通过向市民免费发放通俗易懂的健康读本和便捷实用的健康工具，从而达到有效健康传播的方式。这种方式既符合公共卫生服务均等化需求，又能让市民"一看就懂、一学就会"。于是每年，上海的 800 多万户家庭每年都会收到一份"健康大礼包"，这份礼包始终围绕健康"四大基石"展开——合理饮食、适量运动、戒烟限酒、心理平衡。健康读本的内容从食品安全到交通安全，从心理健康到中医养生，从科学健身到营养均衡；健康工具从控盐勺到控油壶，从腰围尺到保健梳，从膳食宝塔冰箱贴到平衡膳食营养速查盘……注重科学、权威、实用、趣味，涉及健康生活的方方面面。12 年来，这份"健康大礼包"共发放近 1 亿份，坚守以人为本的健康宗旨，传递与时俱进的健康理念，深受社会好评和市民热爱。整整 12 年的坚持，也是健康促进工作对市民最长情的告白。

为进一步扩大"健康大礼包"发放的传播效果，上海在发放前、发放中和发放后，精心策划一系列集新闻宣传、社会宣传和公益宣传于一体的宣传活动：在全市范围内组织开展健康知识竞赛、"健康知识进社区"市民讲座等，掀起市民学习健康读本相关知识、掌握相关健康技能的热潮；依托健康自我管理小组、健康场所建设等健康城市工作平台，组织健康自我管理小组组员和职业人群进行专题学习和活动；制作相应的公益广告，对健康读本与健康工具进行"二次传播"，持续提升社会影响力。

国内外专家经考察后一致认为，上海充分考虑市民主要健康问题、危险因素和公共卫生资源状况，以每年每户家庭几元钱的低成本，把市民最需要获得的健康生活方式核心知识以科普读本与承载传播信息的实物工具相结合，并通过政府工作网络发放到所有常住居民家庭，易学、易用、易保存，健康传播起到"1+1 > 2"的效果，获得显著公共卫生效益，如此大规模的健康知识普及行动，不仅在全国首开先河，在全世界范围内也是罕见而绝佳的引领示范。

12 年的"上海实践"成效显著，伴随"健康大礼包"的持续发放，上海市民健康水平与健康素养不断提升，2019 年人均预期寿命 83.66 岁、婴儿死亡率 3.06‰、孕产妇死亡率 3.51/10 万，市民三大健康指标一直保持国内领先，并连续十多年达到世界发达国家和地区领先水平。2019 年，上海市民总体健康素养水平达 32.31%，连续保持上升趋势和全国领先水平。

时任世界卫生组织总干事陈冯富珍曾强调，上海作为中国最富活力的城市之一，是健康城市工作的样板城市。在未来的健康促进发展之路上，上海将积极落实《健康上海行动（2019—2030 年）》，进一步将健康融入万策，大力倡导健康生活方式，全方位、全周期、全领域维护和保障市民健康，努力创造高品质健康生活，为建设全国乃至全球健康城市典范，为加快建设具有世界影响力的社会主义现代化国际大都市做出更大贡献，让每一位上海市民都能由衷诉说："感谢上海，让我们共建共享健康；感谢健康，让我们实现对美好生活的向往和追求！"

3 ┃ 45 千米黄浦江岸线串起"生活秀带"

◆上海市住房和城乡建设管理委员会
◆上海市"一江一河"工作领导小组办公室

"这里原来是老工业区，见证了上海工业的百年发展历程。如今，'工业锈带'变成了'生活秀带'，人民群众有了更多幸福感和获得感。"习近平总书记在 2019 年 11 月视察上海黄浦江两岸时，充分肯定了上海科学改造滨江空间、打造群众公共休闲活动场所的做法。

黄浦江是上海的母亲河，凝聚着上海近代城市发展的历史，是上海城市空间格局中重要的发展轴之一。自 2002 年启动综合开发工作以来，黄浦江两岸持续推动文旅、体育等设施规划布局和投入，显著提升空间品质和活力，为广大市民健身休闲创造了良好的条件。

2002 年，黄浦江两岸综合开发工作正式启动。这是上海延伸浦东开发开放效应，进一步增强城市综合竞争力而采取的一项意义深远的重大战略

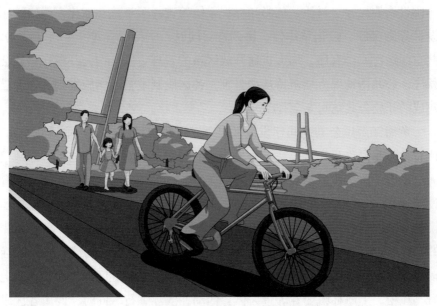

▲ 45 千米黄浦江岸线串起"生活秀带"

决策。2013 年以来，黄浦江两岸地区逐步将工作重心聚焦到公共空间建设上来，自 2015 年实施公共空间建设三年行动计划，力争将黄浦江两岸地区打造成世界级滨水公共开放空间。至 2017 年，黄浦江两岸各区段、各部门齐心协力把黄浦江两岸建设成为全市人民共享的公共空间，从杨浦大桥到徐浦大桥 45 千米岸线实现贯通开放，将上海最精华、最核心的黄浦江两岸开放给全体市民。2018 年至今，两岸推动新一轮公共空间建设计划，进一步提升黄浦江两岸功能和品质，综合服务配套设施不断完善，沿线体育、文旅功能不断集聚，贯通"红利"不断扩大。

在黄浦江两岸公共空间建设过程中，上海市、区建立完善的推进机制，按照"不打折扣、不搞变通、不降标准"要求，合力推进、狠抓落实，践行了市委、市政府对全市人民的承诺。公共空间贯通工作契合了广大市民对美好生活的向往，全社会方方面面都积极参与前期规划和设计，给予了很多支持和认可。规划设计先行，融合国际、国内优秀规划设计团队的智慧，形成高水平的设计方案，有效指导高品质建设。建设过程强化标准，提升贯通体验品质，在生态景观、活动场所、安全保障、配套设施等多个方面，明确统一建设设计要求，针对"漫步、跑步、骑行"等健身休闲设施的尺寸、材质、色彩和标识系统等进行了规范和细化，严格按照设计导则实施，强化整体性、协调性。同时，坚持"管建并举"，确保公共空间运行安全有序，加大贯通开放区域的管理力度，在公共秩序、社会秩序、公共活动等方面坚持从严管理，各区段制定管理实施细则，确保已建成的开放公共空间安全有序运行。

黄浦江两岸公共空间建设成效显著，逐步打造世界级滨水活动空间。体育设施布局逐步完善，在上海最核心区新增了约 600 公顷的生态绿地空间，形成了集漫步、跑步、骑行为一体的 45 千米滨江"三道"，新增体育设施面积达 55 万平方米。沿线各区段加快推进嵌入式体育设施建设，建设约 40 处足球、篮球、羽毛球、滑板、攀岩等运动场所，新增场地面积 3.5 万平方米。同时，拓展赛事活动规模影响。两岸区域陆续开展各类活动，成为上海市民健身休闲的城市活动新地标。滨江五区健身大联动、上海马拉松、上海杯帆船赛等重大体育活动在滨江举行。同时，两岸各区段广泛发动周边社区，吸引社会力量共同举办小型、多样的全面健身赛事活动，健步走、城市定向、广场舞、轮滑等项目持续开展，做到了"周周有活动，月月有赛事"。

"努力扩大公共空间，让老百姓有休闲、健身、娱乐的地方。"习近平总书记的讲话坚定了上海黄浦江两岸未来的工作方向和信心，上海将复制推广黄浦江两岸公共空间建设成功经验，持续扩大 45 千米贯通"红利"，不断拓展高品质的滨水公共空间，将黄浦江两岸打造成为上海城市空间更新、经济转型发展的重要载体，成为凝聚人气的公共活动新地标。

4 | 异地门诊互通，长三角就医便利

◆上海市医疗保障局
◆上海市医疗保险事业管理中心

说到长三角地区，您想到的是浦江之上的百舸争流、西湖断桥的诗情画意、园林亭阁的温婉隽永，还是黄山之巅的云海隐秀？沪浙苏皖自古相互毗邻，共饮长江之水，唇齿相依，一衣带水，共同发展是大势所趋、必然选择。

党的十八大以来，习近平总书记一直牵挂广大人民群众的身体健康。他强调：要把人民群众的身体健康放在首位。在健康中国战略及长三角一体化发展背景下，上海市医疗保险事业管理中心（以下简称"上海医保中心"）在上海市医疗保障局（原上海市社保局医保处）的正确领导下，主动联络浙、苏、皖三省，依托全国跨省异地就医住院医疗费用直接结算（以下简称"异地住院"）平台，积极开展、建立并承担了长三角地区异地门诊医疗费用直接结算（以下简称"异地门诊"）的试点工作。通过不懈努力，这一惠及民生的实事于 2018 年 9 月 28 日正式试点开通，长三角地区范围内的群众均可公平享受上海市的优质医疗资源和健康服务，建设健康上海的内涵也得到延伸和丰富。

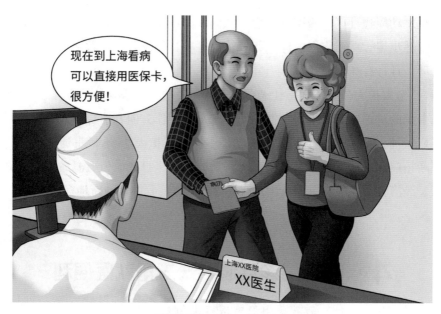

▲ 异地门诊互通，长三角就医便利

　　异地就医工作重在坚持，贵在不懈。历经 300 余个昼夜，在各方共同努力下，异地门诊的互通地区由最初的上海，江苏盐城、南京、徐州，浙江宁波、嘉兴、杭州，安徽马鞍山、滁州共 9 个地区，发展到现今的沪、浙、苏、皖共 30 个统筹区。从医疗机构的数量上来说，就上海市而言，医疗机构也从最初的 15 家二级、三级医疗机构，松江、金山两区的部分社区医院发展到现在包含所有三级医疗机构在内的 626 家各级公办、民办医疗机构。就医的地域广度、层级深度、选择跨度都得到了显著提升，人民群众幸福感、获得感显著增强。

　　截至目前，苏、浙、皖三省约有 13 万人次在上海门诊就医，享受便捷的医疗服务和健康体验，涉及总费用达 0.34 亿多元；在异地住院方面，三省群众约 32 万余人次在上海接受住院治疗，涉及总费用近 85 亿元。这项工作始终踏实推进，不骄不躁，得到了本市及周边群众的普遍认可。

　　异地就医工作的顺利开展，离不开幕后工作人员的努力与付出。每一个统筹区的开通，都有着不为人知的汗水与泪水。每当华灯初上，医院人流逐渐散去之时，测试工作就正式开始。在测试过程中，工作人员会遇到各种情况，每笔费用顺利结算后，大家都会相视而笑；每条报错信息的突然出现，大家也会焦躁不安。数个小时的测试、排障、修正，当星空璀璨，城市沉寂，测试工作告一段落。当明天太阳升起的时候，一个新增统筹区又可以顺利开通了。

异地就医的运维是一项纷繁复杂的工作，需要各方协同共管。截至2020年6月30日，全国约有282.47万人次异地备案至上海，上海约有8.24万人次备案到外省。由于异地就医的体量大、牵涉面广，建立固然不易，运维更需情怀。上海医保中心异地小组的"低头族"们就是承担异地就医运维工作的主力军。他们通过与全国各省市医保部门及辖区内各级医疗机构建立的近40多个异地就医微信协调群开展工作。这些微信群形成层级完备、链接可控的微信矩阵，将就医地和参保地医保部门、医疗机构各方串联起来，以此更好、更快地对群众在异地就医过程中遇到的困难进行协调和帮助，判断各类报错情况，并向各地进行转发、反馈。异地就医的微信矩阵好似千条织线，承载着青春与誓言，织就了一张信息网，用满满情怀践行为民服务的青春誓言，用初心不改做好全年无休的运维工作。

上海各级医保部门将以沪浙苏皖四地联动发展为契机，充分发挥医疗保障在长三角一体化发展战略及健康中国战略中的重要作用。上海医保中心将始终凝心聚力、积极作为，以更有情怀、更具担当的工作作风将好事做实、实事做好，始终紧扣国家异地就医工作相关部署和要求，强调运维与服务"并驾齐驱"，不断扩大异地门诊地域和医院覆盖范围，助力健康上海建设，使更多群众受益。

5 | 健身步道，"今朝侬走了伐"

◆ 上海市体育局

"今朝，侬走了伐？"这是家住徐家汇的陈老伯每天跟朋友见面打招呼的第一句话。他家附近的徐家汇公园市民健身步道入选21条"魔都最美健身步道(绿道)",可把他乐坏了。"作为上海人,'阿拉'真幸福!"这是陈老伯和朋友们的心声。

"行走最美步道,共享健康美好",作为上海市政府实事工程之一,市民健身步道(绿道)已成为上海市民出门就能找到的休闲、锻炼好去处。如今,全市1326条步道(绿道)面向广大市民,可以满足市民对日常健身的基本需求。全市滨江"漫步道、跑步道、骑行道"的沿途美景,公园绿道的曲径通幽和社区步道的便捷实用,为上海这座城市增添了满满的生机与活力。

黄浦江是城市的母亲河,两岸区域凝聚着上海近代城市发展的历史,是上海城市空间格局中重要的发展轴之一。从2002年开始,黄浦江两岸地区不断推动文旅、体育等设施的规划布局和投入,显著提升空间品质和活力,为广大市民健身休闲创造良好条件。到2017年底,黄浦江两岸核心段45千米岸线实现贯通开放,将上海最精华、最核心的黄浦江两岸开放给全体市民:建成开放45千米的漫步道、跑步道、骑行道,新增体育设施面积达55万平方米;结合滨江公共空间,因地制宜推进嵌入式体育设施建设,新增约40处足球、篮球、羽毛球、滑板、攀岩等运动场所,场地面积达3.5万平方米;陆续开展上海马拉松、上海杯帆船赛等重大体育活动及各类小型、多样的全面健身赛事活动,黄浦江两岸已成上海市民健身休闲的城市活动新地标。

2019年适逢新中国成立70周年,为展示上海市政府实事项目体育设施建设成果,市体育局开展了2019年度"魔都最美健身步道(绿道)"评选活动。全市16个区的推荐步道(绿道)在"上海体育"进行为期近一个月的展示,市民参与网络投票热情高涨。最终,经过综合评选后,滴水湖环湖健身步道、浦东滨江步道、黄浦滨江健身步道(绿道)、东茭泾公共绿地市民健身步道、市北高新河滨体育公园绿道、徐家汇公园市民健身步道、华山绿地市民健身步道、新杨南北厅绿地市民健身步道、中环花苑健身步道、北外滩市民滨江步道、黄兴公园绿道、滨江公园健身步道、马桥镇旗忠村市民健身步道、环城河步道(内圈)、朱泾镇星辰休闲广场市民健身步道、方松文化活动中心健身步道、重固体育公园健身步道、青浦夏

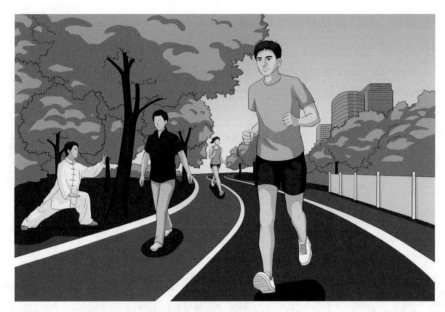

▲ 健身步道，"今朝侬走了伐"

阳湖健身步道、南桥镇正阳一居市民健身步道、新河镇市民健身步道、幸福健身步道——这21条步道（绿道）获得"魔都最美健身步道（绿道）"称号。

穿行于林荫之间，漫步于滨水之边，春有樱花烂漫，夏有绿树成荫，都市绿意与运动休闲铺展于申城市民脚下，延伸至市民心中。这些健身步道（绿道），既有老城厢的上海味道，又有潮流都市的时尚风情，每一条都有属于自己的故事，每一条都是上海市民的"心头好"。身边绿洲相伴，运动休闲相宜，感受健康生活的幸福与美好。"去哪健身、如何健身"不再是上海市民的困扰，因为在这些步道之上，散步、慢跑、骑行，总有一款适合你。

去年出台的《健康上海行动（2019—2030年）》，全领域构建"大健康格局"。通过多部门合作、跨部门联动，实现共建共享、人人受益。其中包括"体医结合"，开展全民健身行动，推进一批重大体育设施建设，到2030年，人均体育场地面积达2.8平方米，经常参加体育锻炼人数比例为46%；同时关注"体绿结合"，新建一批绿地、绿道，推进大气、水、土壤污染防治,2022年环境空气质量优良天数比例达80%及以上,2030年绿化覆盖率达42%。

推动全民健身和全民健康深度融合,"魔都"市民健身步道(绿道)是一个契机与一个开始,它将通向上海市民更健康、更幸福、更美好的未来之路!

6 "健康守门人"服务新升级

◆上海市卫生健康委员会基层卫生处

上海是全国最早开展家庭医生签约服务的地区之一,于2011年开始正式试点,距今已有10年的发展历史。2015年推行以家庭医生为基础的"1+1+1"医疗机构组合签约,即"家庭医生签约2.0版"。家庭医生是居民的"健康守门人",全市6600余个家庭医生团队始终坚守基层服务网底,目前已累计签约超过770万人,签约率超过30%。

家庭医生已成为居民健康生活的重要组成,家庭医生发挥着"健康守门人"的作用。家庭医生"1+1+1"医疗机构组合签约,即居民在自愿选择一名家庭医生签约的基础上,可以在全市范围内再选择一家区级医疗机构与一家市级医疗机构进行签约,形成"1+1+1"医疗机构组合签约。签约居民可在签约组合内任何一家医疗机构就诊,到组合外就诊时,可通过家庭医生转诊,享受一系列优惠政策。签约后,家庭医生将对签约对象开展健康评估,制定与实施个性化健康管理方案,做好"一人一评一方案",让签约居民的个体化需求与家庭医生的服务供给形成更加精准的对接;做实长处方、延续上级医院处方等便捷配药服务,既方便,又安全;通过全市家庭医生预约转诊平台,开展优先转诊;不断拓展家庭医生服务供给,丰富服务内涵,延伸服务网络,将家庭医生服务不断延伸至居民家中、养老机构、功能社区等。

"虽然不在妈妈身边,但有家庭医生照顾她,我很放心。"张先生说。

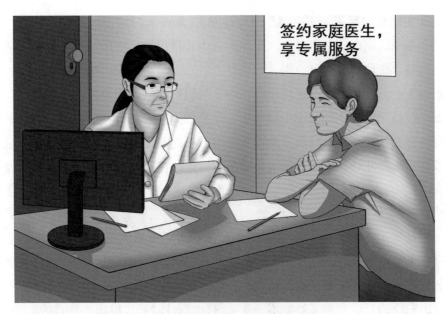

▲ "健康守门人"服务新升级

他的母亲身患糖尿病多年，但张先生在外地工作，不能随时回家照看。现在，通过手机就能收到签约家庭医生对母亲血糖的监测情况，让张先生放心不少。家庭医生正逐步成为居民的"健康守门人"，逐渐承担起对签约居民的全程医疗关怀和后续健康管理的责任，逐步实现对患者的初步诊疗，小病当场治疗，大病或疑难杂症及时转诊，成为缓解"看病难"的有效渠道。

通过优质、便捷、连续的服务，签约居民的依从性与满意度不断提升。2019年全市十大服务行业满意度第三方测评，社区卫生服务满意度连续4年排名第一。

居民的肯定是对家庭医生最大的鼓励，而家庭医生也在不断努力让居民获得更加便捷、有效的服务。随着签约人群从老年人逐步延伸至越来越多的在职、在校人群，越来越多居民关心：社区卫生服务中心中午、双休日上班吗？双休日看病、帮老人配药，家门口社区卫生服务中心不开门怎么办？

针对居民关切的问题，上海所有区的社区卫生服务中心于2019年起全面实施延时服务,实现两个"全覆盖",即午间门诊全覆盖和双休日门诊全覆盖。同时,全市各社区卫生服务中心根据辖区内居民具体需求,精准调整、优化延时服务,周六、周日上午开设门诊比例达到100%,周六、周日下午开设门诊比例也均超过50%,开设科室主要为全科、中医科、计划免疫科等,部分社区卫生服务中心还提供妇科、儿科、口腔科、康复科等针对在职、在校人群需求的服务内容,从而满足上述人群双休日错时服务的需求。此外,根据居民实际需求与周边医疗资源分布情况,以郊区为主、约1/4的社区卫生服务中心提供工作日晚间门诊服务,实现"晚间延一延",满足居民夜间就诊需求。

社区卫生服务中心利用中午、双休日为居民提供签约服务,满足居民,尤其是上班族、在校人群的签约与就诊需求,做到每签约一人,就服务好一人,扎扎实实、真真切切地开展家庭医生签约服务,让每一位签约居民充分感受到"签与不签不一样",打破既往对居民健康碎片式的管理,由家庭医生对签约居民覆盖生命全程的健康需求给予持续、全面的关注与关怀,承担起居民健康、卫生资源与卫生费用"守门人"的职责。让越来越多的家庭医生如同星星之火,为上海市民带来更有温度的健康服务。

7 | 守护健康,慢性病全程管理新模式

◆上海市卫生健康委员会疾病预防控制处

"为30万名符合条件的居民提供大肠癌免费筛查服务",这是2016年上海市政府实事项目,也是上海市在慢性病防控上提供的多项惠民服务之一。近年来,上海市全面落实建设健康中国、健康上海和新一轮医药卫生体制改革要求,以打造健康之城和增进人民群众健康福祉为目标,结合分级诊疗和家庭医生制度建设,完善体系建设,创新服务模式,统筹推进慢性病综合防治工作。国家慢性病综合防控示范区全覆盖,主要指标不断优化,高血压、糖尿病知晓率稳步提升,重大慢性病过早死亡率(9.19%)处

于全国最低水平，人均预期寿命达到 83.66 岁。

上海市政府依托上海市健康促进委员会和上海市公共卫生工作联席会议制度，建立健全"政府主导、部门协作、动员社会、全社会参与"工作机制，将慢性病综合防控工作纳入各级政府经济和社会发展规划。上海市卫生健康委与市教委、市体育局建立"医教结合""体医融合"长效工作机制，不断强化慢性病防控部门协调机制，完善慢性病综合防治体系，打造防控网络平台。

2001 年，本市出台第一个省级慢性病中长期规划，建立起以社区为依托、以健康促进为主要手段，实施人群早期干预、预防措施和临床治疗措施并举的慢性病综合防治模式。2011 年起，依托"上海市加强公共卫生体系建设三年行动计划"，以糖尿病和脑卒中为切入点，将预防理念贯穿于临床服务，注重疾病预防控制机构、医疗机构和社区卫生服务中心间的服务衔接与协同，构建疾病预防控制机构、医疗机构、社区卫生服务中心和公众"四位一体"的慢性病防治模式，推进慢性病防、治、管融合发展。2018 年，本市制定出台了新一轮的慢性病中长期规划，提出了对标世界卫生组织和发达国家慢性病防治的目标和策略措施。

依托基于居民电子健康档案的卫生信息化建设，本市建立起集死因监测、肿瘤登记、心脑血管急性事件登记、慢性病及其危险因素监测等于一体的慢性病综合监测体系。强化监测数据的整合与分析，推动监测结果在公共卫生立法和慢性病防治策略优化、政策转化中的综合应用，完善监测体系，促进政策转化。

上海从 2013 年起全面实施大肠癌筛查工作，累计筛查 300 万余人次，检出癌前期病变 1.8 万例、大肠癌 3800 余例，早期发现率达 45.5%，是筛查实施前的 3.5 倍，患者五年生存率提高了 25 个百分点，生存期大幅延长。2015 年起，构建糖尿病综合防控体系，开展糖尿病早发现，累计完成糖尿病风险评估 101.1 万人，登记糖尿病高危人群 77.2 万人，筛查高危人群 32.5 万人，发现糖尿病患者 3.7 万人、糖尿病前期患者 4.8 万人。2017 年，印发《上海市社区健康管理工作规范——慢性病综合防治（2017 年版）》，在原有病人管理基础上，将居民风险评估、高危人群筛查、并发症筛查等纳入社区慢性病综合防治服务管理工作。

此外,上海采取"医患合作、市民互助、自主管理"的模式,建成覆盖所有街镇和居(村)委的健康自我管理体系,鼓励和支持居民以健康促进活动为载体,通过同伴教育,掌握科学的健康知识和养成健康生活方式。同时,将慢性病防治知识技能标准课程、患者自我管理效能评估、运动和营养干预等纳入社区健康管理,利用信息平台等多种手段支持患者自主管理和开展自我管理小组活动,支持居民健康自我管理,发挥居民自主性。

按照国家卫生信息化"352121"总体规划,本市建立了电子健康档案和电子病历两个基础数据库,构建覆盖全市医疗卫生机构的市、区两级数据共享交换平台,实现了市、区公立医疗卫生机构互联互通和数据共享。同时,积极推进上海"健康云平台"建设,实现上海"健康云平台"与"上海市健康信息网"的衔接,以发挥信息管理在政府慢性病防控决策分析、居民健康管理中的支撑和服务作用。充分利用大数据实现对慢性病高危人群的自动筛查和推送,本市形成连续、动态、个性化的健康管理模式,并有力支撑医疗机构和家庭医生的服务协同,支持居民健康自我管理,推动二、三级医疗机构临床医生参与慢性病防治,为慢性病患者提供精细化治疗,提升慢性病综合防治效率和效果。

8 | "长护险"移动结算让失能老人受益

◆上海市医疗保障局
◆上海市医疗保险事业管理中心

"年纪大了,要我跑到护理站去结算,我跑不动;要我把医保卡给护理员,带到护理站去结算,我不放心。"在享受长护险服务的老人中,有不少老人向各级经办的管理员提到这个问题。2018年1月起,本市在原徐汇、普陀、金山3个区先行启动长护险试点的基础上,扩大到全市16个区，截至 2019 年 12 月底，全市累计受理需求评估申请 73.59 万人次，享受长护险的对象 56.68 万人，其中接受居家上门照护服务的老人为 43.59 万人，接受机构住养照护服务的老人为 13.09 万人。目前全市已有长护险定点评估机构 41 家，各类评估员约 0.49 万人。各类定点护理服务机构 1144 家，其中社区养老服务机构 717 家，养老机构 427 家，已注册的长护险护理人员 6.4 万人。2018 年，支付社区居家和养老机构等护理费用约 10.2 亿元；2019 年，支付社区居家和养老机构等护理费用 30.55 亿元。

长护险制度给予老人基本生活权益的保障，提高失能老人的生活质量，维护他们的人格尊严，缓解家庭的照护压力，充分体现了城市的文明程度和温度。基于本市"9073"养老服务格局，长护险在制度设计上也向社区居家照护倾斜，但在实际工作开展过程中，社区居家护理机构普遍反映长护险的拉卡结算不太便利，因老人普遍年纪较大，或多或少存在自理能力弱的问题，让老人自己去护理机构结算不太方便，而将社保卡（医保卡）交由护理人员去护理机构进行结算，一是老人觉得社保卡脱离自己的保管不放心，二是护理人员也担心万一遗失了会很麻烦。因此，无论是老人、护理人员，还是护理机构，都希望长护险的结算能更为人性化，更方便老人。"民有所呼，我有所应"，市医保中心在黄浦区政府、医保部门的大力协助支持下，在黄浦区开展了移动结算的可行性调研工作。

在调研中，医保部门深入护理机构，倾听机构对结算模式"诉苦式"的反映。机构反映，在结算期间，因场地所限，经常人满为患；老人让护理人员代为结账时，也存在基金的安全隐患，且已发生过护理员弄丢老人社保卡的情况，给护理员和老人都带来困扰。伴随着老人（或家属）向"12345"的投诉激增，使机构对长护险的传统结算模式怨声载道。对于开展移动结算的构想，大家都表示能真正解决目前的难点、痛点，希望能早日开通。

在充分调研的基础上，由黄浦区作为试点区，选择万达全程护理站进行移动结算的试点探索。在区医保中心、护理机构、开发公司的全力协作下，围绕移动结算要求进行专项研发，通过与多部门多次沟通、磨合，攻克了各项技术瓶颈，解决了安全性难题、实时性难题和稳定性难题，经过多次调试，终于取得了成功。2018 年 6 月，长护险移动结算测试工作在万达全程护理站启动。2018 年 9 月 14 日，随着长护险老人"徐老太"的一张 POS 单打印出来，长护险的移动结算宣告正式启用了。截至 2019 年 12 月底，万达全程护理站共为 1622 位老人通过移动结算系统结算了 5383 笔，总计 715 万元的长护险费用，增加了老人在享受长护险时的获得感，同时也给护理站的管理带来便利。随后，市医保中心与上海银行和中国工商银行进行多次协调，银行也愿意为本市护理机构免费提供结算所用的 POS 机及技术对接方案，大大减轻了护理站的硬件配置资金压力，有力地推动了长护险移动结算在全市的开展。

长护险不仅为老人提供一个社会保障制度，也是一项综合的民生工程，综合了医疗、康复、护理和生活照料等不同专业层次、服务模式、行业业态和服务供给主体，带动引领老年生活服务体系与保障体系的同步发展，与本市"五位一体"养老服务体系相互匹配，为新时代健康上海建设提供了有力支持。长护险移动结算试点的成功，不仅满足了长护险老人的结算需求，同时也为整个医保结算方式打开了一道新的大门，为将来提供更深层次的互联网医保服务做好探索。

9 | 上海新建 85 家"智慧健康驿站"

◆ 上海市卫生健康委员会基层卫生处

在家附近的社区市民活动中心，陈老伯在家庭医生指导下，率先尝试"智慧健康驿站"的智能健康服务，他高兴地说："刷一刷身份证，自测身高、体重、心率、血压等指标，机器就自动'吐出'7 页纸的检查报告，不用大热天跑医院了。"报告显示陈老伯已达高血压诊断标准，建议他前往医院确诊，根据医嘱规范用药，并给出了日常饮食干预建议。陈老伯很满意地说："这样的检查很方便，为我们进行健康自我管理提供了更多帮助。"

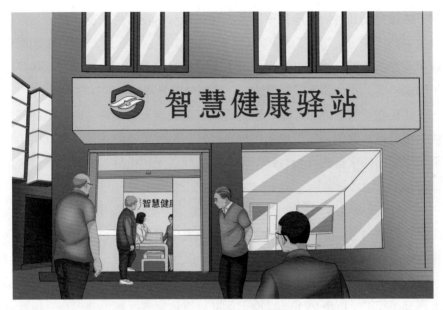

▲ 上海新建 85 家"智慧健康驿站"

　　作为家门口的"健康加油站","智慧健康驿站"是政府保障市民在家门口享受到便捷、高质量健康服务的民生之举,也是整合型社区健康服务体系中不可或缺的重要一环。作为 2019 年上海市政府实事项目,上海首批 85 家"智慧健康驿站"已面向居民开放,这些驿站既有设置在居民小区内的,也有布点在产业园区、综合为老服务中心、市民体育活动中心、企业楼宇中的。预计到 2021 年,可实现每个街镇至少有一家标准化"智慧健康驿站",逐步从居住社区延伸至学校、企事业单位、楼宇等功能社区,并通过智慧健康设备延伸至居民家中。

　　居民可前往就近的"智慧健康驿站",凭身份证、社保卡(医保卡)登录,就可进行多项检测。"智慧健康驿站"规模虽小,但功能齐全。在"智慧健康驿站"内,居民可自主选择获得 11 项自助健康检测、11 项自助体质检测和 15 项健康量表自评服务。其中,自助健康检测和自助体质检测包含血压、血糖、血氧饱和度、体温、肺活量、心电图、体脂、握力、纵跳、反应时间等。

　　更重要的是,居民不仅可以在身边的"智慧健康驿站"中获得健康自测、体质自测和健康风险自评服务,还可以获得针对性的健康指导与家庭医生签约等服务。"智慧健康驿站"作为全国首创的医体结合、实现智慧健康管理的示范应用,可实现体征数据的实时采集、动态补充进入居民电子健康档案,并自动生成健康处方,实现健康管理数据的互联互通。

居民在"智慧健康驿站"进行健康自助监测、自助评估时产生的健康数据可通过"健康云"汇集居民健康账户,居民可随时查询,家庭医生也可依据居民健康自测自检自评结果,主动开展干预指导,实现健康管理关口前移。

"智慧健康驿站"是线上线下结合的健康自我评估、检测与指导载体。居民在驿站内可以获得医体结合的整合型健康服务,有利于提升自我健康管理的意识和能力;居民通过驿站与家庭医生精准对接,有助于做实做好家庭医生签约服务;居民通过驿站预约挂号、专科医疗服务转接,有序接入现有医疗卫生服务体系,有助于促进分级诊疗制度建设并提高卫生服务体系运行效率。"智慧健康驿站"丰富了居民获得社区健康服务的渠道,有助于促进健康理念从疾病防治向健康管理转变。

"智慧健康驿站"充分利用互联网、大数据等新技术,将专业、便捷的医疗健康服务带到社区居民身边,是健康自我检测的重要载体,可推进重要疾病的早期筛查与风险提示,实现社区健康管理关口前移,强化社区居民主动开展自我健康管理的理念。

"智慧健康驿站"服务需求清晰明了,服务获得触手可及,既能够解决老年人由于行动不便等原因不能定期体检、及时就医的难题,也在潜移默化中培养居民重视自我健康的意识,引导其树立健康的生活理念和生活方式,帮助社区居民实现从"以治病为中心"向"以健康为中心"的理念转变,解决社区居民健康管理"最后一公里"问题,真正将维护健康的"金钥匙"交到居民自己手中。

10 | 机场"控烟卫士"助你健康出行

◆ 上海机场集团

机场是进入城市的第一张靓丽名片，是城市文明形象展示的窗口。在上海，每天的空港旅客达 33 万余人次，航空港范围内注册企业 1000 多家，餐饮单位总量达 480 家。往来旅客、工作人员等流动和固定烟民数量庞大。当遭遇恶劣天气，大规模航班延误时，原来浦东机场 33 个室内吸烟室、虹桥机场 8 个室内吸烟室常常人满为患。机场区域面积大，民航行业单位条线不相隶属，各项条规纵横交错，控烟工作的协调落实一直是机场安全和服务管理所面临的难题。面对困难，机场集团凝心聚力、牢记初心、倾尽全力，积极响应建设健康上海的号召，以习近平新时代中国特色社会主义思想作为指导，深入贯彻《上海市公共场所控烟条例》（以下简称《条例》），全力保障第九届全球健康促进大会顺利召开，让进入上海的海内外旅客第一时间感受到健康上海建设成果带来的变化。

时间回到 2016 年初，《条例》为顺应第九届全球健康促进大会的召开进行修订。对于机场室内吸烟室是否给予特权，在人大代表及各类专家参加的数十次会议上成为激烈辩论的焦点，媒体、民众高度关注，市领导专程调研。面对各方殷切关注，机场集团决策层拍板："我们撸起袖子加油干！"短短 2 个月，经过多次专家论证会、规划建设方案会，夜间争分夺秒施工。10 月 30 日 0 时，关闭浦东、虹桥机场 41 个室内吸烟点，启用 9 个室外吸烟区。同时做好过渡期管理，通过全媒体向大众宣传，现场"控烟志愿者"做好引导和政策宣传，在全球健康促进大会上交出了一份满意的答卷，让时任世卫组织总干事陈冯富珍一行一下飞机就感受到上海这座超大型城市精细化、高水平管理的力度和温度。

机场集团积极发挥主体管理责任，狠抓软硬件建设，努力实现航空港区域控烟保障。2018 年，机场集团颁布《安全行为禁令（8 条）》，将违反禁烟规定列入违反空防安全等工作规程。机场范围内单位 100% 制定本单位控烟管理规章制度，设立内部监督电话，配备控烟监督员，做到内部控

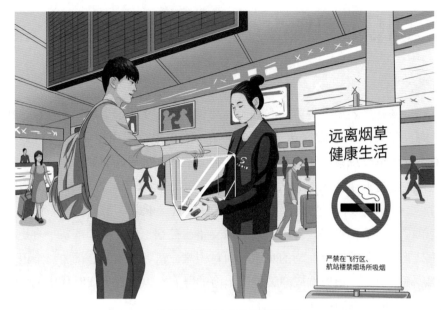

▲ 机场"控烟卫士"助你健康出行

烟管理全覆盖。浦东机场、虹桥机场航站楼控烟设施设备实现功能提升，完成吸烟报警装置及卫生间流量计接电点位约 180 个，航站楼区域 180 对卫生间近 1100 套吸烟报警器安装使用。2018 年 7 月 26 日，市审改办批复，机场集团具备在机场地区实施吸烟违法行为处罚权 2 项，实现机场控烟执法"破冰"。截至 2020 年 6 月，机场地区共查处控烟类案件 513 起，其中一般程序 3 起，简易程序 510 起，处罚金额 28 900 元，劝阻违法吸烟 3384 人次，接控烟类投诉举报 3 起，劝阻非吸烟区吸烟行为 15 000 余次。每年出动控烟检查人员 150 000 余人次、监督户数 330 余户、劝阻吸烟 27 000 余人次。2017 年、2018 年发布的《上海市控烟白皮书》显示，在公共交通大型枢纽类控烟难点区域，上海机场控烟标识张贴率、劝阻率等高于其他区域，"12345 市民热线"相关投诉处于低位。

汇聚控烟志愿力量，依托集中主题行动和常态志愿服务相结合，多层次宣传控烟禁烟理念。机场集团联合空港社区单位团组织、高校团委、市志愿者协会平台招募 1750 名控烟志愿者，每年春运期间参与志愿者达 500 人次。在候机楼"舞台"，充分发挥旅客互动宣教优势，开展"清新出行你我他""健康生活文明出行·共创无烟浦东机场"等主题活动，联合浦东团区委"创二代"培训班，邀请市控烟大使开展丰富多彩的控烟公益宣传，得到无数旅客的关注和参与。2017年3月1日，机场集团创作排演情景剧《无烟的结局》在上海市卫健委《条例》发布会上演出。时任世卫组织驻华代表施罗德身着演出志愿者服装与大家合影，并带回瑞士留作纪念。机场的控烟责任感和情景剧受到国家卫生健康委高度评价。

在上海推进健康城市建设的道路上，《条例》的颁布和实施不是终点，而是起点。控烟工作任重而道远，上海机场将再接再厉，携手共进，砥砺前行！

11 ｜ 捐献造血干细胞，输送"生的希望"

◆ 上海市红十字会

上海是全国首批开展非血缘关系骨髓捐献工作的五个城市之一，于1992年在全国率先启动非血缘关系造血干细胞捐献工作。上海市红十字会负责统一管理和规范开展上海地区造血干细胞捐献工作的宣传、组织、动员和 HLA（人类白细胞抗原）分型检测，为造血干细胞捐献者提供采集等相关服务。截至目前，中华骨髓库上海分库已累计实现捐献 494 例。其中，向德国、美国、意大利、韩国、日本以及中国香港和台湾地区捐献23 例。同时，上海分库也是中国大陆首个捐献达 100 例和 200 例的省级分库，诞生了全国第一个大学生捐献者，第一个建立捐献志愿服务队，第一个建立手机申请入库自助采样系统。

中华骨髓库上海分库从无到有，从小到大，见证了上海市红十字会造血干细胞捐献事业的发展，更为中华骨髓库的建设与发展奠定了基础。1996 年，全国第一例非血缘关系的造血干细胞捐献于上海华山医院成功实现。1999 年，全国首家造血干细胞捐献志愿服务组织——上海市红十字造血干细胞捐赠志愿者俱乐部成立，为上海市造血干细胞捐献志愿服务做出很大贡献。2001 年起，上海市红十字会与共青团上海市委每年联合开展"为了生命的希望工程——上海青年造血干细胞捐献志愿者行动"。2017年，上海市红十字会联合团市委、上海边防检查总站、上海海关、上海机场（集团）有限公司签署上海市红十字造血干细胞涉外捐献跨国转运绿色通道建设合作备忘录，开通除北京之外的中国第二条跨国转运造血干细胞通道。2019 年改编自捐献者真实捐献事迹的话剧《髓愿》成功上演，在全市范围内掀起了关注血液病患者，捐献造血干细胞的热潮。

上海分库集中整合社会资源，联合市精神文明办、团市委、市血液中心等单位，广泛开展"大爱无疆 生命永续"上海市红十字会造血干细胞捐献、无偿献血志愿者征募活动，在高校、社区、街道等地向社会开放志愿者征募。

上海市红十字造血干细胞捐赠志愿者俱乐部倡导红十字"人道、博爱、奉献"的精神，一切为了造血干细胞捐献事业的需要，致力于上海分库的发展壮大，为更多的血液病患者带来生的希望。例如：定期开展献血屋定点宣传服务；到复旦大学附属儿科医院陪护血液科住院患儿；上门宣传动员、到采集医院探望志愿捐献者，打消志愿捐献者的疑虑，并介绍志愿服务组织的情况，为其成为志愿服务组织的成员提供咨询。曾获得"上海慈善奖""上海市志愿服务先进集体""上海市志愿服务品牌项目"等荣誉。

每年，共青团上海市委员会、上海市红十字会、上海市志愿者协会和上海市血液中心都会联合开展"为了生命的希望工程"青年造血干细胞捐献志愿者行动暨青年造血干细胞捐献志愿者宣传及招募活动，在适龄青年中开展宣传招募活动，向成功捐献的志愿者授予"五四青年奖章"称号。

上海分库于 2015 年创新开展了造血干细胞捐献微信入库报名工作，为全国开展非血液采集入库的工作先行先试，将口腔拭子采集方式与微信信息传播便捷、广泛的特点结合，有效拓展了入库途径和方式，提高社会大众入库的便捷性和信息获得的效率。

目前，全市 16 个区积极开展与本区红十字工作特点相适应的宣传动员活动，并建立了区县表彰激励机制。同时，积极组建捐献志愿者宣讲队伍，使宣讲者成为知识普及和宣传的中坚力量。

中国造血干细胞捐献者资料库的人道主义事业正在蓬勃发展，红十字的人道主义力量正在永续传递，人间大爱的美好与希望正在灿烂绽放。衷心希望更多的爱心人士加入中国造血干细胞捐献者资料库，让更多需要帮助的人获得生活的希望，让我们携手共同为"人道、博爱、奉献"的红十字事业发展不懈努力。

12 | 三道关口筑牢"口岸检疫防线"

◆ 上海海关卫生检疫处

身着防护服的海关工作人员顾玲莉正在与负压救护车医师进行交接。小顾清晰、冷静地描述："转诊病人为中国籍男性，发热伴呼吸道、消化道症状，有疫区旅行史和有症状人员接触史，目前高度怀疑埃博拉病毒感染。这是病人的转诊单，转诊信息已经填写完整。旅客现在就在负压室。"随后，小顾通知医学排查人员打开负压隔离室机坪门，引导旅客登上救护车。很快，救护车一路呼啸着驶往上海市公共卫生临床中心。

这是海关工作人员日常工作中的一幕。随着上海海关与上海市卫生健康委员会不断深入合作，口岸发现的可疑病例可及时转送至定点医疗机构，实现对输入病例的全程管控，这是上海海关"口岸检疫防线"中的重要一环。近年来，全球传染病疫情防控形势日益严峻，埃博拉出血热、登革热、中东呼吸综合征等疫情和其他突发公共卫生事件不断出现。为了应对境内外错综复杂的疫情形势，上海海关建立了"境外—口岸—境内"紧密结合、坚不可摧的"口岸检疫防线"。

小施是上海海关疫情信息小组的业务骨干，她的一项重要工作是密切关注全球传染病疫情流行态势，每日将收集到的传染病疫情信息上传至"智慧卫生检疫系统"。每个季度，上海海关会组织系统内外专家定期开展疫情风险评估，遇到重大传染病疫情暴发时，开展专项疫情风险评估；小施和她的组员每天上传至"智慧卫生检疫系统"的疫情信息就是专家开展风险评估的重要依据。2019年埃博拉出血热疫情暴发后，上海海关及时召集专家们开展专项风险评估，并启用了"智慧卫生检疫系统"的风险预警提示功能，对重点航班和重点人群实施精准检疫。当来自埃博拉出血热流行国家和地区的重点旅客即将入境时，系统自动提示旅客的入境航班和时间，并用短信通知机场当班工作人员。机场当班工作人员在接到信息通知和提示后，可对重点航班提前进行布控，开展登机检疫，锁定重点旅客。

出色的应急处置能力是防控疫情的关键，亦是"口岸检疫防线"的重要组成部分，上海海关一直十分重视口岸应急处置能力的建设。作为"第二届中国国际进口博览会医疗卫生保障工作组"的重要成员，上海海关修订《上海口岸应对突发公共卫生事件应急处置预案（试行）》，制定了《第二届中国国际进口博览会卫生检疫保障方案》，成立上海海关卫生检疫专家组，挑选一线骨干组建上海海关口岸突发公共卫生事件应急工作组，联合上海市卫生健康委员会、机场集团公司开展"口岸突发公共卫生事件应急处置联合演练"，提升口岸输入性传染病疫情和突发公共卫生事件的应急处置能力。

近年来，上海海关与上海市卫生健康委员会开展了广泛、深入的合作，筑起了一道坚实的"境内检疫防线"，每年联合开展传染病疫情风险评估和专项疫情评估。自2018年首届中国国际进口博览会开始，双方建立了重大国际活动联合风险评估机制，建立输入性可疑病例的排查和送医诊疗制度，共同确立口岸传染病定点医疗机构，承担口岸疑似病例的送医诊疗工作，确定定期相互通报传染病病例信息。

在应对境外传染病疫情时，双方共同协商上海市防控方案，共同完成上海市重大国际活动的医疗卫生相关保障工作，成功保障了亚信峰会、G20峰会、首届中国国际进口博览会等国际重大会议和活动。同时，双方开展了传染病防控机制研究和科研合作，联合开展入境邮轮烈性传染病应急处置预案研讨；结合区域联动要求，沪、苏、浙、皖、甬海关与CDC（疾病预防控制中心）开展联合科研，提升跨区域输入性传染病协同处置能力。2019年，上海海关与上海市卫生健康委签订《传染病联防联控合作协议》，进一步固化和完善双方的合作机制。

在"境外—口岸—境内"三道紧密结合的"口岸检疫防线"防护之下，2019年，上海口岸成功防控了黄热病、鼠疫、埃博拉出血热、基孔肯雅热、登革热、拉沙热等重大传染病疫情，共确诊传染病18种，总计1755例。今后，上海海关将继续贯彻落实习近平总书记"筑牢口岸检疫防线"的重要指示，履行工作职责，切实保障出入境人员和上海市民健康，维护国门安全，为建设健康上海贡献力量。

13 26年，"医苑新星"成为科普网红

◆上海市卫生健康委员会团委

在上海，有这样一个闪亮的品牌：它是风雨无阻的"百名医生大义诊"，打破传统的健康科普"好声音"；它打造了一个又一个创新、独特、闪耀的健康科普志愿项目，培养了一批又一批优秀、专业、时尚的健康科普青年志愿者……它，就是26年来始终领跑上海健康科普志愿者之路的"医苑新星"。

为响应毛泽东同志提出的"向雷锋同志学习"的号召，100名青年医生早在1994年就在外滩陈毅广场用义诊拉开了"医苑新星"志愿服务活动的序幕。26年来，当年的"新星"纷纷变成了学科带头人，他们的学生、学生的学生则沿着老师当年的足迹，充实"医苑新星"的队伍，2500余名优秀青年志愿者医生，"足迹"几乎遍布全市各区，累计开展各类健康讲座5000余场，迄今服务市民逾50万人次。上海市"医苑新星"健康传播项目曾获第四届全国青年志愿服务大赛金奖、2016年上海市科普教育创新奖科普贡献奖（组织）一等奖等荣誉。这么多年，这个品牌是如何延续传承的呢？

好的科普产品离不开优秀的科普人才。作为健康科普领域的重要青年

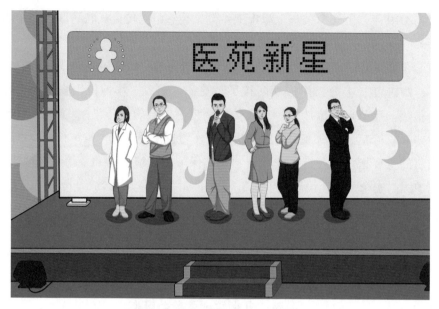

▲ 26 年，"医苑新星"成为科普网红

品牌，"医苑新星"及时找准自身定位，聚焦青年：培养青年医务工作者，让青年医生做健康科普，在行业青年中倡导一股"人人参与科普，人人能讲科普"的青春风尚。

多年来，"医苑新星"努力构筑健康科普人才"蓄水池"，打造健康科普人才的"梦工厂"。2015 年率先成立"医苑新星健康讲师团"，在全市各级医疗机构中选拔优秀的健康科普知识传播者，为他们提供多层次、跨学科的综合培养：有为期 6 个月、96 学时的低、中、高三段阶梯式培养的"医师学院"项目精英式培训，还有在长宁区先行先试设立的"上海市医苑新星青年科普孵化基地"常规化培训，打造了一批又一批具有社会影响力的健康科普达人。

团队中走出了《酱紫的蛙》戴恒玮、《粗粮煮意》营养科普写手周祥俊、用"小苹果"教急救的苏爱萍等一批科普网红，诞生了全国健康科普能力大赛一等奖、新时代健康科普作品优秀图书奖、上海市科普教育创新奖等……如今，"医苑新星"已是上海卫生行业青年开展志愿服务的一张"靓丽名片"。

26 年来，"医苑新星"健康传播项目不仅让医务青年在助人中展现职业光辉，点亮医学征程，还通过资源共享、凝聚共识、优势互补、联动发展，争做健康科普的领跑者和标杆，做"专业、时尚、有趣、流行"的健康科普，努力打造全媒体背景下的健康传播公益品牌。

以"医苑新星"讲师为依托，一批独具特色的健康志愿项目引领申城：与蜻蜓 FM、喜马拉雅 FM、FM93.4《活到 100 岁》栏目、教育电视台等合作，推出《健康捉"谣"记》《Doctor（医生）沪》《"医苑新星"健康倾听日》《健康演说家》等音频、视频、电视、网络直播系列节目，线上累计点击量 300 多万次。在新冠肺炎疫情复产复工早期，《"医苑新星"健康倾听日》推出的特别专辑《新冠肺炎疫情下的安全复工手册》成为"爆款"，音频累计收听量达 24.1 万次，向市民有效传播了疫情防控期间的健康防护知识。

随着健康科普重心前移，"医苑新星"重点关注白领青年健康问题，结合青年关注点，设计"体检报告出来了、燃烧我的卡路里、盛世美颜来pick（挑选）、中医养生也时尚、营养健康吃出来"等九大板块 77 堂精品课程，牢牢抓住青年人的眼睛，引领健康风尚。

在线下，"医苑新星"还积极推进与团市委、市健康促进中心、市群艺馆、各团区委合作，常态化开展"医苑新星大型义诊""青春医馆"项目，根据不同需求，将健康知识以义诊、授课、脱口秀、互动体验等多种形式送进青年中心、办公楼宇、工地，年均开展 80 场，一改科学冷冰冰的面孔，让健康科普"道虽深却可浅出，道似远而实近"，深受青年喜爱和欢迎。

26 年来，"医苑新星"坚持健康科普培训专业化、合作多元化、产品多样化、管理制度化，成立课题组，建立课程二维码评价反馈机制，开展讲师科普量化记录、质化考核，建立淘汰机制（讲师年更新率 30% 左右）和评优激励机制，促进项目可持续化良性发展，进一步发挥"医苑新星"品牌优势，社会效应再放大。"把健康送给别人，把快乐和成长留给自己"，期待越来越多的青年加入"医苑新星"，在助人中体味成长，在健康传播中体会职业的光辉，共同为健康上海建设贡献青春力量。

14 | 轻点鼠标，残疾人辅具送上门

◆上海市残疾人联合会
◆上海市残疾人辅助器具资源中心

"轻轻一点鼠标，就可以申领适合自己残疾类别的辅助器具；进入辅具虚拟展馆，三维辅助器具就展示出来，配合 3D 技术详细介绍该辅具的各项用途……"如今，上海市残联运用"互联网 +"技术，建设了辅助器具服务平台，包含辅助器具服务评估系统、辅助器具虚拟展馆、辅助器具电子书和在线申请系统，借助信息技术及时、准确地把握残疾人的辅助器具需求，更好地提供辅助器具服务。"现在，我不用出门就可以申请辅具了，辅具还能直接送到家，残联为我们残疾人想得真周到！"家住徐汇的张阿姨高兴地说。

平台实现了残疾人网上申请、审批、评估、物流配送、使用指导、回访等服务流程，残疾人可在线选择符合自身需求的轮椅、拐杖等丰富多样的优质辅具，并享受物流提供的送货到家服务。同时，辅具申请大数据库有助于及时、准确了解残疾人的生活状况，精准规划和落实辅具配送工作，切实打通为残疾人服务的"最后一公里"。

"我终于能做自己想做的事情了。"小琴是个乐观开朗的女孩子，出生后被查出患有脆骨症，平时只能靠坐在地上挪动臀部"行走"。除了活动范围受限外，就餐、如厕、沐浴等，她都只能"就地"完成。"轮椅太高了，我上不去；桌子上的东西，我拿不到……"听到她的呼声，上海市残联为她设计了个性化定制方案——一款具有电动升降功能的轮椅。因为特殊，这辆轮椅成为耗时最长的定制辅具。当终于坐上这辆轮椅时，小琴笑了。现在，她不但能够独立上下轮椅，实现了生活自理，还可以帮妈妈做家务了。

小华因肌肉萎缩、股骨头坏死、骨质疏松失去行走功能，四肢不能伸直。由于十几年使用不合适的轮椅，小华的身体产生了严重畸形，不能长时间坐着，严重影响了她的翻译工作。通过个性化的适配，一台定制轮椅

被送到了小华家：支撑右臂的海绵装置，有利于她长时间保持姿势操作电脑；可拆卸的脚踏支架，方便她用脚尖在室内移动；背部配有特制的海绵，贴合小华的背部形状；最佳的倾仰角度有利于放松、改变体位、防止压疮；可以取下的椅背和坐垫，使整车折叠拿取便利。她终于拥有一辆适合自己的轮椅，可以舒服地坐着"做喜欢的翻译工作"了。

小靖在半岁时被诊断为脑瘫，失去了认知能力，日常生活完全依赖家人。经过评估，工作人员为其定制了一把兼固定坐姿、调节尺寸、转变体位、方便携带等功能于一体的坐姿椅，实现了有效的姿势管理。奶奶高兴地说："再也不用整天把小靖抱在怀里了。"家庭康复中，家长培训是重要的一环，在适配坐姿椅的同时，工作人员还着重教会小靖父母正确的使用方法及注意事项。小靖父母说："掌握使用技巧后，出行和携带都非常方便。"

石阿姨是一位来自杨浦区的重度残疾人，因患有"渐冻症"，她已经卧床 30 年了，全身上下只有右手还留有微弱的肌力，她无法开窗、开灯，全部生活就在一张床上，生活的艰难可想而知。面对如此困境，石阿姨仍然对生活充满着梦想，希望自己能做一些力所能及的事，不要成为家人和社会的负担。终于有一天，石阿姨的愿望实现了，借助辅具居家 App 软件，通过声控装置，她只需轻轻地触摸手机，对着它说一声"窗帘开"，窗帘便会缓缓拉开。现在，开窗、开空调、开电视，都成了石阿姨"一句话的事儿"。

上海市残联通过建立四级服务网络、三级评估适配体系和基于"互联网＋"技术的综合信息服务平台，有效推动了本市各类常规辅助器具适配项目的开展。

近年来，残疾人辅助器具品种已从 2001 年的三大类 8 个品种，发展到如今六大类近 800 个品种，配发量从 7.2 万件到全年近 20 万件，受益人数近 12 万人，并在全国率先开展了辅助器具个性化定制、脑瘫儿童辅助器具进家庭、电动载人爬楼机租赁、居家无障碍坡道适配等一系列创新性辅助器具适配服务项目，使辅助器具服务更加趋向多元性、社会化。

15 | 评选"上海医改十大创新举措"

◆《解放日报》城事频道

对标最高标准、最好水平，上海以健康中国行动建设健康上海，这其中，百姓最为关注的医改是绕不开的健康上海建设"核心区"。

2017年，为学习贯彻党的十九大精神，助力健康中国战略实施，加大医改宣传力度，及时发布改革进展和成效，回应社会关切，推进落实《"健康上海2030"规划纲要》，上海开创全国先河：由上海市医改办指导，《解放日报》社和上海市卫生和健康发展研究中心联合组织启动"上海医改十大创新举措"推选。

这项推选项目在全国范围内堪称创新之举。数据显示：迄今"上海医改十大创新举措"推选已开展至第三届，梳理了近年来上海医改卓有成效之举，让百姓熟知医改成果，更将创新举措的影响力持续扩大，在更广范围内产生效应，助力健康上海建设。

"上海医改十大创新举措"在上海乃至全国形成极大社会影响力。作为全国范围内首个省级医改创新举措评选，"上海医改十大创新举措"首届推选活动共收到办医主体、医疗卫生机构、市级卫生计生相关学会（协会）等推荐申报的77项举措；第二届收到推荐申报95条，数量与质量均得到了节节提升。评选兼顾权威与公平，除专家评审环节，还在市卫生健康委官方微信公众号"健康上海12320"上开展网络投票，数十万名网民参与投票。投票过程中，市民百姓选出与自身息息相关的医改举措之时，更对医改举措有了全方位、多角度的了解。第三届推选活动尽管受到疫情影响，仍坚持完成申报和评选，共收到59条推荐申请举措，最终入围28条举措，甄选出疫情期间上海织密发热哨点网络、健康动态码助力疫情防控等防疫重点，互联网医院等医改热点，其中不乏全国率先创新之举。

上海市卫生健康委主任邬惊雷曾高度评价：上海是全国省级综合医改试点地区，"十大医改创新举措"的成功评选，充分体现了上海各级政府和全市医疗卫生系统坚持"问题导向、目标导向、效果导向"，勇于创新，敢于攻坚，不断提高市民健康水平，争当新时代排头兵、先行者的决心和进展，也充分反映了社会各界、广大市民对医改的获得感。

从推选举措中可见，推选活动真实、客观地梳理、记录了上海医改"大事"。第二届推选活动中，恰逢落实健康中国建设战略，上海医改多有体现。"推进'放管服'改革，出台实施'上海健康服务业50条'，打造上海健康服务品牌，建设一流的医学中心城市"，这一医改举措在评选中"一举夺魁"。以"健康服务业50条"构建以健康医疗、健康服务、健康保险为重点，健康信息为支撑，新兴健康服务业为新动能的健康服务业体系。推选活动犹如风向标，真实反映了上海医改大方向，更为医改营造了良好的舆论氛围。

"上接天线、下接地气"，上海医改亮点也在推选活动中，让许多并不熟悉的市民深度了解，用心感受。例如，首届推选活动期间，恰逢"长江三角洲区域一体化发展正式上升为国家战略"，在医疗领域，长三角区域内合作也按下"快进键"。上海市第一人民医院与江苏、安徽、浙江四地省级医院于2016年10月率先共同牵头发起首个"长三角城市群医院协同发展战略联盟"，覆盖26个城市的112家医院。联盟以区域内医疗现状为抓手，以科系合作为纽带共同成立20个"长三角专科联盟"，带动县级医院共同发展，使当地居民就诊难题迎刃而解。

"上海医改十大创新举措"还以时代特色，记录上海医改的最新进度。第二届推选活动中，借助互联网手段为市民带来更便捷、高效、同质化就医体验的项目，成为互联网时代不可或缺的板块。例如，普陀区卫生健康委推出"手机＋医保卡"，启动"上海普陀健康"统一预约、统一支付信息平台建设，在推动和解决"看病难、早起排队、患者院内往返奔波"等方面取得了实质性成效。

上述一系列医改创新举措推选过程中，通过《解放日报》等主流媒体报道，使更多市民对上海医改具备了更深层次认知，也为日常就医带来更好体验。医改创新之举，终将在历史沉淀中不断凝炼，以其自有特色，在上海乃至全国医改格局中，凸显独一无二的特质与优势。

16 | 36.7℃，听中医药传人说

◆ 上海东方娱乐传媒集团有限公司

"原来在我们身边就有那么厉害的海派中医""原来中医还可以看这种病""原来我的养生习惯是错误的"……《36.7℃ 听·传人说》自2019年第一季度播出以来，上海观众反响热烈，各大医院中医流派的诊室更是因为节目的宣传而人头攒动，许多患者多年未愈、四处求医不得其法的顽疾因为节目的科普和引导得到了解决。节目收视率在同品类节目中位列第一，同时段播出收视率位列前三。节目组还通过视频网站、微信公众号、网络直播等新媒体渠道，进一步扩大影响力，让老百姓更客观地认识祖国传统医学的传承和发展，树立科学的养生观念。

在今天，中医被简单地与中老年养生画等号，各种朋友圈、家族群互相转发的谣言也往往借用"中医"的名号，社会上欺骗百姓的各路"神医"鱼龙混杂，有些不负责任的报道和传播过度神化或者完全曲解了中医的精髓，给老百姓的健康生活带来了混乱。《36.7℃》作为上海东方娱乐传媒集团有限公司旗下一档开播已有12年历史的知名医学类品牌电视栏目，精心策划推出了全国首档中医药传承人电视深度访谈节目《36.7℃听·传人说》，为普通老百姓和古老深奥的中医之间搭起一座互通的桥梁。说老百姓最关心的治病、养生等民生问题，弘扬大医情怀，彰显深厚的人文关怀。

《36.7℃ 听·传人说》播出历时5个月，共介绍了13个著名中医流派、5位国医大师及其后人、9种非物质文化遗产中医疗法、5个非物质文化遗产中医药项目，如国医大师朱南孙、刘嘉湘，百年中医流派丁氏内科、顾氏外科、石氏伤科、陆氏针灸、董氏儿科，以及流派传承人严世芸、石印玉、陆金根、王庆其、颜乾麟、朱凌云、陆李还、王霞芳等。中医药界非遗传承人和项目，如国家保密配方六神丸制作技艺、古法炮制饮片技术、古本《易筋经》十二式导引术等在节目中揭开"神秘面纱"。扎根各区社区卫生服务中心的社区好医生和民间高手，也为观众带去耳目一

新的感受。

　　健康上海建设的核心是"人"，《36.7℃ 听·传人说》以海派中医传承人为线索，从流派大家的传奇病例到现代传承人的创新发展，从中医药的临床运用到病人分享真实的求医故事，多时空、多角度来表现。节目场景被设计成中式的传统客堂间和传统中药铺，入场口是从古至今中医人必须背诵的第一篇经典《大医精诚》，从色调到摆设直至服装都透着浓浓的中国风。制片人、主持人周瑾则化身成"叁陆柒堂"大当家，携"叁陆柒堂"大掌柜和大管家，在节目中和中医大家聊古往今来中医界的大医轶事，更创新性地运用综艺手段来讲述深奥的中医药知识，设置了"历史医案小品""一张秘方""传家宝""一碗养生药膳"等环节，用百姓听得懂、看得懂的方式聊大医轶事、畅言惊人医案、传承中医之美、解密中医之道、展现人文情怀，取得了收视率和口碑的双赢。

　　对中医药业界来说，节目也引起了大家的思考：中医药到底有没有不分中西的衡量标准？在智能化的信息时代，中医药人代代相传的工匠手艺会不会消亡？未来的年轻中医人走向何方？这些观点的探讨，在当下中外各界对于中医药复杂、偏颇而矛盾的认识环境中，有积极的思考意义。

　　《36.7℃ 听·传人说》项目积极响应十九大提出的"坚持中西医并重，传承发展中医药事业"的重要部署，打造"小、正、大"节目，讲好文化故事，传递正能量。在进一步加速推进健康上海建设事业发展中，体现作为主流媒体节目的责任和担当！

17 ｜ 家庭医生，阿拉"谢谢侬"

◆ 上海教育电视台

　　"张阿姨，你知道肝在哪里吗？""药物性肝损伤怎么办？我们要学张无忌，通过饮食'运功'，把毒素逼出来。"在台上金句频出的，是上海市华阳街道社区卫生服务中心的家庭医生严纬，他在"谢谢侬"2019 上海市家庭医生技能风采秀的线下海选现场，受到自发前来的社区居民们的集体"打 Call（喝彩）"。科普活动结束后，一位居民特意来找严纬，当场就想与他签约，看看自己多年的胃病。而一句"谢谢侬"，既是居民对于家庭医生的赞许，也包含了家庭医生对居民认同的回馈。

"展现家庭医生职业风采，宣传家庭医生服务理念，弘扬家庭医生奉献精神"，在上海市卫生健康委员会、上海市人力资源和社会保障局指导下，由上海市社区卫生协会、上海教育电视台、上海市医药卫生发展基金会联合主办的优质服务基层行——"谢谢侬"2019 上海市家庭医生技能风采秀，于 2019 年 5 月 19 日"世界家庭医生日"正式暖心开启后，于 6 月 22 日至 7 月 5 日，覆盖全市 16 个区，举办了 32 场线下海选活动，严纬等 64 名优秀家庭医生脱颖而出。居民们踊跃为心目中的"健康守门人"点赞"送心"，累计收到 1 100 133 张百姓投票，吸引 5 699 857 人次的关注流量，向全市各小区、社区医院发放宣传资料 2 万余张。

每场活动既有三甲医院专家的科普公开课，又有区域内二级医院的专科医生联合社区家庭医生为老百姓进行免费咨询和义诊，并宣传家庭医生政策，讲解"1+1+1"组合签约服务，为百姓进行现场签约等一系列便民服务措施。

之后 1 个月，"32 强家庭医生"选手走出社区，走进上海教育电视台演播室，以医者仁心传播健康知识，以医师专业传播医学观点。参赛选手中，既有扎根基层二十余载的高年资主任医师，也有刚完成住院医师规范化培训的"90 后"年轻家庭医生；既有多项杰出荣誉在身的上海市十佳家庭医生，更有专业技能高超的社区名医。他们以过硬的职业素养、积极向上的精神风貌，在医学知识、临床技能、健康科普等多个环节展现了出色的个人能力与团队合作精神，面对明星嘉宾、医学大咖、资深媒体人的麻辣评点，他们突出重围、一展风采。

本季"谢谢侬"系列活动从线下到播出，得到了国家卫生健康委和上海市卫生健康委的大力支持，也特别邀请了世界家庭医师组织主席李国栋教授，中国科学院院士、心血管病专家葛均波，中国工程院院士、内分泌学专家宁光等知名医学大家坐镇"谢谢侬"风采秀现场。业内名师与四强选手(静安区临汾街道常琎文、普陀区长风街道宋建玲、奉贤区奉浦街道曹筱筱、虹口区凉城新村街道张聪)所在的团队结对,使他们得到专业领域最优、最新的教育学习机会,把家庭医生培养成为有国际视野、业务全面、具备一定科研能力的全科医生。

该活动获多平台全媒体广泛报道。中国社区卫生协会面向全国转载了"谢谢侬"的播出报道;世界家庭医生组织也对"谢谢侬"进行了主题式的报道;"谢谢侬"的网络现场直播,共计带动流量近2500万;于居民社区、商业楼宇等百余家户外电梯屏滚动播出、投放的宣传视频,覆盖人次近4000万。节目自2019年8月3日至9月28日电视荧屏播出期间,优酷网络视频平台整体热度指数1500、评分8.8。"家庭医生"名词词条百度指数250,同比增加1127%,百度搜索相关结果14 900万条,微信指数455 570,环比增加120%。"谢谢侬"全媒体累计曝光1亿人次。

目前,全市签约家庭医生"1+1+1"医疗机构组合居民超过770万人,居民对家庭医生越来越信任,越来越认可。"谢谢侬"的成功,开拓了新形势下医学科普、健康教育与医改宣传的创新发展之路。希望通过"谢谢侬"对家庭医生的媒体关怀,让每个家庭的"健康守门人"成为促进和谐社会的重要力量;也希望通过"谢谢侬"对家庭医生制度、模式的多元展示,引起社会各界对于家庭医生政策更多的关注、探究与思考。

18 弘扬岐黄之道,助力健康上海

◆ 上海中医药大学
◆ 上海中医药博物馆

"大家低头看一下,你们脚边这些植物就是翻白草。把叶子翻过来,背面是'白'色的,这时你就会想到,为什么它叫翻白草了。它是一味中药,味甘、苦而性平,能清热解毒、凉血止血。常用于治疗肺热咳喘、泻痢、疟疾、咯血、便血、崩漏、痈肿疮毒、疮癣结核等疾病……"这是上海中医药博物馆在百草园开展的"闻香识药"活动,此活动通过看、闻、摸、尝、听等实践接触,教授大家识别身边的中草药原植物,活动很受市民的欢迎,每年有近2000人次参加。

上海中医药博物馆位于浦东张江,2004年12月建成开放,馆藏中医药相关文物14 000余件,馆外百草园种植药用植物600余种。其前身为中华医学会医史博物馆(1938年成立),为我国目前具有相当规模的中医药史专业博物馆。如今,上海中医药博物馆是全国中医药文化宣传教育基地、国家AAA级旅游景区、国家中医药健康旅游示范基地、上海市科普教育基地、上海市爱国主义教育基地。

上海中医药博物馆自2004年以来面向社会开放,年开放日大于300天。自2012年以来,接待中外来宾约41.8万人次,其中免费观众26.1万人次;每年开展中医药主题活动100余场,开设各类讲座近100堂。博物馆坚持"提升观众健康素养,教会观众自我健康管理"的理念,积极探索"分众教育",每年结合全国科普日、科技活动周、中国民俗传统文化节日等,以"请进来"和"送出去"多种方式,开展竞赛、讲座和主题活动,打造"闻香识药""灵丹妙药动手做""大手牵小手,共扬中医梦——小小讲解员育人活动""岐黄博苑"学术讲坛、"国医节"专题活动、"迎新健身跑""杏林社区"等多个品牌活动。"灵丹妙药动手做"作为博物馆"一馆一品"的精品活动,现已开展活动342场,受益2万余人次,配套网上学习课程,点播量达5万余次。

上海中医药博物馆对青少年进行健康科普教育,遵循"兴趣第一"的原则,用他们喜闻乐见的形式演绎博大精深的中医药知识。博物馆以中医药文化传承为载体,积极推进"中小学中医药知识普及进学校"活动,服务中小学健康科普教育,遴选了上海市9所中小学共建中医药文化传承实践基地,着力打造"中小学中医药特色示范学校"和"中药百草园示范基地"两个中医药文化传承实践品牌,有效激发了中小学生对中医药文化传承的兴趣,提高了青少年健康意识,促进青少年健康成长。

根据中老年观众的特点,上海中医药博物馆在开展健康科普活动时,着重宣传中医药的科学理论、独特疗法、良好疗效,教授中医药知识和养生保健方法，促进中老年建立健康的生活方式。博物馆与老年大学联合，开设中医药知识系列课程，至今已坚持开展 10 余年，获评"全国社区特色课程"。同时，博物馆作为上海终身教育科普体验站，针对中老年观众推出了系列中医药科普体验活动，获得大众欢迎。

针对企事业单位职工，博物馆在开展健康科普活动时，注重内容的可操作性和实用性。比如：博物馆策划了"中医药文化张江行"活动，教授职工练习具有中国传统特色和中医元素的五禽戏、太极拳等，并赠送中草药盆栽及护手霜等。

博物馆还积极拓宽、创新健康宣传渠道，建有网站（下设科普栏目）、微信公众号，利用博雅网、科普云、科行网等新媒体开展线上线下联动的健康科普活动，定期发布活动信息及科普知识，并与携程网合作开展网上预约参观服务，扩大受众群。

多年来的辛勤建设，让博物馆在国内外颇有声誉，得到了学术界和众多观众留言表扬，并荣获全国科普教育基地先进单位，全国中医药文化建设先进单位，上海市科技进步一等奖、三等奖，上海市科普教育创新奖科普贡献奖（组织）三等奖，上海科技节先进集体，上海市民终身学习体验基地特色活动等。今后，博物馆将培育更多中医药主题品牌项目，进一步通过展览和各类主题活动宣传中医药知识，弘扬中医药文化，提高民众健康理念，促进民众健康生活，为建设健康上海和健康中国贡献力量。

19 | 社会总动员，共建"无烟上海"

◆ 上海市控制吸烟协会
◆ 上海市健康促进中心

2010 年 3 月 1 日，《上海市公共场所控制吸烟条例》（以下简称《条例》）生效施行，这是世界卫生组织《烟草控制框架公约》在我国生效后，首部省级人大颁布的控烟地方法规，助力 2010 年上海成功举办首个"无

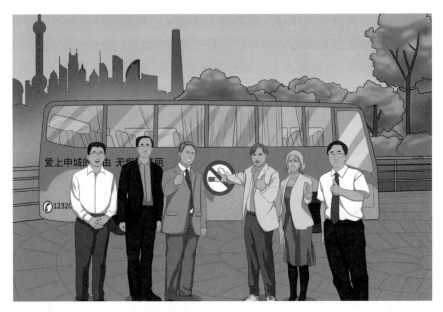

▲ 社会总动员，共建"无烟上海"

烟世博"。2017年3月1日《条例》修正案生效施行，实现室内全面禁烟。同年，世界卫生组织授予上海市人民政府"世界无烟日"奖。

本市科学立法修法，引领健康潮流。《条例》修订采取了"联合调研、开门立法"的做法，确定了由市人大常委会、市政府分管领导负责的"双组长制"。一方面，广泛征集民意，最大限度地了解公众对室内无烟立法的支持度；另一方面，媒体全程参与，最大限度地实现信息公开、引导公众参与，形成全社会参与和建立共识的局面。在立法修法的整个过程中，通过广泛听取意见、现场调研和人大三审论证，专业机构通过多年监测的数据积累和分析、现场实验室的测试结果、前瞻性的无烟场所试点等，为社会公众提供了最有说服力的科学依据，逐渐引导和形成共识。

本市全面依法控烟，提升执法效率。由《条例》修正案实施阶段组织开展的为期3个月、每月1周的集中执法活动，逐渐转变为日常巡查、督导、执法和专项执法的控烟执法常态。建立和完善"场所自律、行政监管、社会监督、人大督导、专业监测、舆情评价""六位一体"的推进机制。及时关注和解决出现的新情况、新问题，坚持采取专项协调、专题研讨、现场调研等方式，协调、落实各类新型业态场所和业态定义相对模糊场所的控烟监管职责。"统一受理，行业管理，专业执法"的管理模式是《条例》实施过程中的亮点。《条例》明确将控烟投诉归并到"12345"市民热线平台统一受理，随后分送至各相关部门，并将投诉举报的受理和处置情况列入各部门的考核指标。

本市创新立体宣传，营造良好氛围。强化多措并举的全媒体倡导行动，开展了全方位、声势浩大的媒体倡导，打造全社会支持的控烟氛围。做到"控烟三步法"主题海报全覆盖张贴；在多个城市地标投放控烟公益宣传；在各电视媒体终端、出租车后窗电子屏、商业楼宇户外大屏、上海国际电影节映前贴片等投放控烟公益广告；邀请沪上知名人物担任控烟形象大使；进行"无烟上海"主题歌《祈愿》的创作和多个版本的传唱；在3月1日《条例》生效实施日和5月31日"世界无烟日"等重要节点，开展丰富的宣传活动，并形成了上海市无烟集体婚礼、上海市戒烟大赛、无烟青春健康联盟等特色控烟品牌。

自《条例》生效实施起，上海市健康促进中心、上海市控制吸烟协会、上海市疾病预防控制中心、高校院所及第三方专业机构等每年对《条例》实施情况进行评估。自2010年《条例》生效实施以来，本市成人吸烟率已从26.85%稳步下降至19.70%，居全国领先行列。

《条例》把"社会共治"作为核心理念。一方面，抓好社会监督，加强媒体舆论和控烟志愿者的监督作用，帮助监管执法部门更科学地调配资源，进一步提升执法效率和效果；另一方面，抓好社会共建，将"12345"市民热线、控烟电子地图、戒烟服务网络、有上海特色的控烟工作方法、多部门合作和社会共治机制，以及完善《条例》制度性建设这六方面有机结合起来，打造"多维合力、互相促进""1+1＞2"的控烟工作生态和社会支持环境。

没有全民健康，就没有全面小康。随着《"健康中国2030"规划纲要》《"健康上海2030"规划纲要》和《健康上海行动（2019—2030年）》相继出台，健康战略已上升为重要国家战略，控烟工作也面临着新的要求、机遇和挑战。让我们携起手来，共建、共治、共享无烟、健康上海！

20 ┊ 拉杆箱辟专用道，道路越走越安全

◆ 上海市健康促进协会
◆ 上海市交通工程学会

"在上海道路安全计划项目专家团队的支持下，杨浦区开展道路安全评估，改善多条道路设计方案，使我们进一步强化了交通建设中'安全第一，以人为本'的理念。"这是时任杨浦区建管委主任牟娟对上海道路安全计划项目的评语。

上海道路安全计划项目是 2015 年末，由上海市健康促进委员会办公室联合上海市交通委员会、上海市公安局交通警察总队等，委托上海市健康促进协会、上海市交通工程学会，同时依托同济大学交通运输管理学院、上海市疾病预防控制中心等技术部门，开展的多部门合作道路安全促进活动。

上海道路安全计划项目主要采取多部门通力合作及强调社会共治的工作方法，符合上海健康治理的工作特点。具体来说，市健促办作为牵头部门，广泛联合传统的交通管理部门，如市交通委、市交警总队等，充分发挥其在治理交通问题的先导作用及丰富经验，同时积极发动社会组织及群众力量，动员市健促协会、市交通工程学会等组织具体实施工作，从加强道路交通执法、改善道路安全环境、开展安全宣传教育三方面助推上海道路交通安全改善。同时，市健促办主动搭建跨部门沟通协调机制，设立定期例会制度，及时了解、分享进展，并依托市疾控中心、同济大学等技术部门开展监测研究，对计划开展情况进行评估。

上海道路安全计划在全市范围内实施以来，主要从加强交通执法、改善基础设施、加强宣传教育三大方面开展工作。

为加强本市交警部门与国际道路安全专家交流、分享执法经验及实践，项目组针对酒驾、毒驾、安全带、头盔、营运车辆安全管理等安全重点关注要素，邀请国内外道路安全执法方面的专家，共同开展能力建设及研讨会。到目前为止，全市范围内共计 426 人参与活动，其中包括 202 名

各级交通警察及 154 名营运车辆管理人员。

同时，在市交通委及杨浦区建交委的支持下，项目组专家团队选择杨浦区 100 多千米和嘉定老城区 50 多千米的道路网，分别对车行、骑行、步行等道路进行星级评定，找出危险因素，提出干预措施，使上海成为中国城市道路安全审计的先驱城市之一。杨浦区政通路连接复旦大学、五角场副中心及地铁 10 号线，学生们拖的拉杆箱常因路面不平而损坏，且道路缺乏快慢分隔设施，危及行人安全。根据项目组专家团队建议，政通路实施了相应的改造措施，成为中国第一条在人行道上辟有拉杆箱专用道的道路。

最后，在市健促办、市交警总队等部门主导下，市健促协会、市疾控中心联合开展针对佩戴安全带及使用电动自行车安全头盔等道路安全主题的宣传活动。具体包括：参与编制市政府于 2017 年向全市 880 万家庭免费发放的《上海市民道路交通安全知识读本》，内容涵盖超速驾驶、安全带佩戴和儿童约束装置使用、酒驾、电动车头盔佩戴等道路安全知识专题。针对快递、送餐等易发生交通事故的重点行业单位，开展了多次以道路安全为主题的宣教活动，活动现场邀请了因佩戴头盔免遭事故伤害的电动车驾乘人现身说法，向快递员说明安全头盔的重要性。

上海道路安全计划项目自 2015 年开展至今，已取得了不少成果。在交通危险因素方面，市疾控中心的监测数据表明，本市成人驾驶员和乘客的安全带使用率有了显著提高，由 2015 年的 77% 提升至 2019 年的 86%。截至 2020 年 4 月，本市驾驶员的安全带佩戴率已攀升至 98%。安全头盔方面，本年度佩戴率也上升至 19%，体现出普法教育及科普安全头盔保护作用的重要性。

计划实施后，道路安全文化进一步受到社会各界关注，也逐步形成了政府主导、社会参与的多方合作协调机制，进一步使道路交通安全行动成为社会大众的自觉行动，为建设健康上海助力。

21 | 连续 7 年奉上"医学科普盛宴"

◆ 上海市医学会

　　近年来，一年一度的上海市青年医学科普大赛已成为全市青年医务人员期盼的"医学科普嘉年华"，也成为他们展示医学科普能力的竞技场。

　　上海市青年医学科普能力大赛是全国范围内开展时间最早、唯一保持连续性的医学科普专业赛事。这场赛事由上海市医学会（上海市健康科普文化基地）主办，上海市医学会科普专科分会承办，自 2014 年以来，已经成功举办 7 届。本赛事旨在提升青年医务人员的科普能力，激发他们主动开展医学科普的潜力与热情，为市民开展大规模、持续性的医学知识普及活动提供人才支撑。同时，它也是上海市医学会多年来践行"健康中国、科普惠民"服务理念的具体体现。大赛的成功模式还被全国其他地区学习、借鉴，为全国医学青年科普能力的建设和提升做出了贡献。

　　上海市青年医学科普能力大赛始终秉承"健康中国、科普惠民"的理念，不断创新形式，打造新时代"有情怀、有温度、有传承、有创新"的"四有"科普舞台，展现医学科普多元化的风采。近年来，上海市医学会不断对医学科普创新进行探索，大赛以专业性、权威性、趣味性、相融性、多样性为特点，成为展示上海医学科普创新模式的最佳平台。大赛的参赛作品从内容到形式很好地反映了本市医学科普的创新成就，通过歌曲、舞蹈、小品、相声、情景剧等多种艺术形式，让晦涩、难懂的医学知识生动形象地进行展现，为社会公众呈现一场"医学科普盛宴"。

　　同时，大赛更注重青年医务人员科普能力的提升。历届大赛不仅是上海广大青年医务工作者科普风采的展示，也是上海医学科普工作成果的展示，更是上海对青年医学科普人才培养成果的展示。居民的健康意识、医学知识与基本的保健技能直接关系到居民的健康素养，也与我国长期以来"看病难、看病贵"的现象相关联，还可能给和谐的医患关系带来影响，开展居民健康科普是建设健康中国和健康上海的首要任务，也是提升居民健康素养的重要手段。上海市医学会坚持"以大赛促人才培养，以人才成

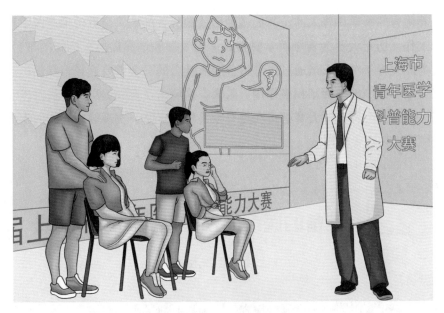

▲ 连续 7 年奉上"医学科普盛宴"

就大赛",经过连续 7 年的赛事活动,为上海培养了数千名青年医学科普人才。如今,他们都活跃在上海医学科普的各个平台上,成为提升市民健康素养的一股重要力量。

经过 7 年的创新发展,大赛参赛作品涵盖的医学领域不断扩大,作品数与参赛人数不断增加。从 2014 年第一届的 34 项作品、涉及 8 个学科,发展到 2019 年的 357 项作品、涉及 46 个学科。特别是 2019 年,共收到 357 部作品,参加人数达 1100 人,作品数和人数均创新高。这些参赛作品紧密结合大众的实际问题和需求,或源自临床突发事件的启迪,或结合社会热点……从门诊看病到院前急救,从治疗到预防,从专业救治到人文关怀,既展现了选手们扎实的专业知识,又让人们感受到医学的温情与温度,也促使大赛的质量逐年提升。

上海市青年医学科普能力大赛之所以连续 7 年成功举办,而且规模越来越大、影响力越来越强,原因在于上海市医学会及上海市医学会科普专科分会长期以来一直坚持"科普惠民"的理念,以促进医学知识普及为己任,积极发挥上海市健康科普文化基地的优势,集中全市优秀的医学专家培养优秀的医学科普人才，开展多种形式的科普活动，全方位推进医学科普工作。历年大赛为青年医学科普人才的发掘和培养提供了广阔的舞台，成为广大青年医务人员通过医学科普服务社会的一个重要途径，在促进医患关系和谐中也发挥了积极作用。未来，这项惠及百姓健康、促进医患和谐、造福社会各界的大赛必将在提升全民健康素质、实现健康中国的宏伟蓝图中发挥更大作用。

22 | 完备的医疗质控体系如此"炼"成

◆上海市医院协会

罹患疾病后需要进行哪些检查？明确诊断后采用哪些治疗方案、服用哪些药物？如需手术，应该履行哪些手续？在上海，不同医院对这些内容有了统一的标准和规范。同时，慢性疾病患者在不同级别的医院，也可以获得相同的治疗和复查。这些都是近年来，上海市民在疾病诊治中实际体会到的改变。

医学是细分的科学，专业性强、区分度大，如何使各专业的质量与安全得到有效控制，使百姓们的健康得到全面保障？时间追溯到1985年，上海市卫生行政部门进行了医疗质量管理改革探索，聚焦以往医疗质量管理中的难点和现实热点，从管理体制、机制等各类制度和措施入手，在全国率先建立起以行政管理为主导，专家自律管理为主线，实行专业区分、市区联动的医疗质量控制中心建设，构建了符合上海特点且迄今为止最为完备的医疗质量控制体系，实现了质量管理"四统一"。

一是"统一组织管理"。设立64个市级专业质控中心，涉及医疗、医技和管理专业；16个区对应建立461个区级质控小组，质控覆盖各级各类医疗机构2400余家，体现了质控"横向到边、纵向到底"；建有专门质控管理部门，形成了"卫生行政部门—质控管理事务中心—质控中心"的管理构架，有力推进全市质量控制管理。

二是"统一标准规范"。各质控中心发布质控标准、规范和指标，以病种规范化诊疗为切入点，进行广泛培训，使从业人员医疗行为逐步统一和同质。

三是"统一质量监管"。各专业质控中心开展基线调研，进行大数据收集、统计、分析，定期发布"医疗质量安全报告"；开展现场检查与指导，根据质量安全变化情况，适时调整质控目标、标准设置和监管重点，不断提升质控内涵和水平；在国内率先建立覆盖所有医疗机构的"医疗质量安全监测预警体系"。

四是"统一评估考核"。一年两次评估医疗机构及其专业质量状况，在行业内发布评估考核排名、分析点评缺陷，形成的综合评估结果在"医疗服务信息公示系统"公示，并纳入对各医疗机构的绩效考核。

这些"硬核"机制措施促使医疗机构和各级医务人员对医疗质量与安全责任的意识不断增强，社会对医疗机构的满意度连年提高。质量与安全效益辐射全国，上海三级医院收治的外省市就医患者人数连续三年居全国各省市之首。完备的医疗质量控制体系建设已成为上海市整体医疗质量管理的核心部分，也是不断提高上海医疗服务质量，为市民提供优质高效医疗服务，推进健康上海建设的有效措施之一。

作为国内最早开展质控中心建设、质控专业覆盖最全、质控标准最完备的医疗质控体系，国家卫生健康委员会多次在重大场合介绍上海的做法，上海制定的质量控制标准、规范被全国多地借鉴使用。2018年7月，国家卫生健康委员会在上海召开"医疗技术能力和医疗质量水平双提升"新闻发布会，该体系建设再次得到国家卫生健康委员会的充分肯定。2018年12月，在上海市卫生健康委员会、《文汇报》联合主办的"纪念改革开放四十周年——推选上海卫生改革发展20件事"活动中，该体系建设荣获"上海卫生改革发展20件事"荣誉。

上海是座"海纳百川、兼容并蓄"的特大型城市，人员来自四面八方，特别是长三角地区的交流更为频繁。长三角地区医疗质量与安全是否能达到同一水准？异地就医是否有质量安全保障？这是很多人十分关心的话题。2018年11月5日，在首届中国国际进口博览会上，习近平总书记宣布"支持长三角一体化发展并上升为国家战略"。2019年5月，上海市、江苏省、浙江省和安徽省卫生健康行政部门签署《长三角医疗质量控制一体化发展合作协议》。随后，长三角地区临床检验、病理、院内感染、口腔科、妇科和医疗器械设备管理6个质控中心签订"医疗质量控制联合体协议"，先行先试医疗质量与安全控制一体化建设已启航。今后，长三角地区的医疗质量与安全将实现同质化管理、同质化提高！

23 ｜ "中山健康促进大讲堂"架起医患新桥梁

◆ 复旦大学附属中山医院

海星、蟑螂、蜈蚣有几个心脏？人类的心跳声是怎样的？在复旦大学附属中山医院举办的"中山健康促进大讲堂"上，心脏超声诊断科副主任医师陈海燕正在引导孩子们探索心脏的奥秘。

这堂生动形象、寓教于乐的讲座是"中山健康促进大讲堂"针对6～11岁的小朋友特别定制的。孩子们在游戏与互动中了解人体器官，从小在心里埋下一颗健康的种子。

中山医院创建之初，先贤们就在创建医院的《募捐启》中提出了极具前瞻性的倡议："注重平民，普及卫生教育。"80多年来，一代代中山人始终坚守并实践着这一理念。他们不仅注重民众疾患的治疗，更将目光投向疾病的预防和民众的健康促进。

"中山健康促进大讲堂"的雏形来自1992年的"纳凉晚会"。2004年9月，医院将传统的"纳凉晚会"搬到了宽敞明亮、冬暖夏凉的门诊候诊大厅内，20多年来从不附带任何商业行为。医院领导非常重视健康科普工作，历任院长、书记，院士均是大讲堂的座上宾。大讲堂鼓励全院全员参与，打破医生垄断的格局，护理、医技人员等都积极参加，同时纳入科室绩效考核，拨付行政经费，给予有力支持。

有了激励和支持，大讲堂的成功还需要持久、有效的管理模式。大讲堂的工作按照 PDCA 闭环流程进行管理，即根据观众需求做好评估，确定目标、制定计划、实施活动，最后进行评价反馈。在大讲堂现场，观众经常会收到一份调查问卷，医院每季度要对观众需求进行分析并制定讲座计划。例如，在第一季度收到的问卷中，有观众提出希望了解骨质疏松方面的知识，后经联系骨科医生，医院组织开展骨质疏松防治的讲座，受到了老年观众们的热烈欢迎。在中山医院官方 APP 上，每月还会对讲座的内容进行预告，通过反馈栏可以了解大家的想法和需求。例如，有患者提出希望增加回看功能的要求，医院便增加了网络直播和视频回看的功能和节目数量，让更多的民众受益。

大讲堂还建立了病友会示范指导，教会患者科学安排饮食、合理用药、适度开展体育锻炼和跟踪随访等。除了院内的活动，大讲堂也走出医院，深入社区，走向单位，进入学校，举办讲座或健康咨询会。结合复旦老年大学健康科普项目，医院对中老年群体中的健康科普管理新模式进行了实践探索，利用互联网新模式，由专业医生通过线上线下相结合的授课形式，突破时间和空间的限制，扩大受众面，针对中老年群体的特点制定课程，这也是国内首次以老年大学专业课程的形式开展健康科普项目。

"中山健康促进大讲堂"自 1992 年创办至今，系统开展医学科普讲座，在国内开创先河，吸引了江浙沪等地的多家医疗机构慕名前来学习并将该模式在当地医院进行推广。其中，苏州大学附属第一医院创办了"博习大讲堂"；复旦大学附属中山医院厦门医院按此模式，开办了"复旦中山健康促进大讲堂"，架起一座座医患沟通的新桥梁。

截至 2019 年底，医院已有 600 多位专家登上"讲台"开展健康讲座，受益听众多达 25 万余人次，累计发放医学科普资料 42 万余份。院外的讲座和咨询活动，以徐汇区为主，同时辐射静安区、普陀区、崇明区、虹口区等多个区的单位和社区。通过骨科科普季宣传，医院骨科门诊量提升了9.7%；4 月份多学科 MDT 大会诊活动后，MDT 门诊量提升 11.7%。这些数据的背后，体现出通过举办大讲堂，能让更多的民众知晓健康信息和自身需求，在促进自身健康的同时，了解疾病并及时就诊，防止小病拖成大病。作为中山医院健康科普的文化品牌，自创办以来，"中山健康促进大讲堂"已荣获多项市级、国家级科普奖项。

中山人将始终秉承先辈的办院宗旨,坚持医院的公益性,以促进民众健康为己任,与时俱进,创新"中山健康促进大讲堂"的内容和形式,不断推进健康科普品牌的文化内涵,在维护和促进公众健康的道路上砥砺前行!

24 | "梦想医学院"里当一回"小医生"

◆ 复旦大学附属儿科医院

"一手握拳,找到肚脐上面1厘米的地方,快速用力挤压,就能帮助误吞异物的小朋友恢复呼吸。"在复旦大学附属儿科医院"梦想医学院"——地铁儿童医学体验馆里,神经外科副主任医师郑继翠正在教孩子们演练遇到食物堵塞呼吸道时该如何急救。

位于地铁12号线顾戴路站的"梦想医学院",是我国首个儿童医学体验馆,2018年8月26日正式对外开放。"梦想医学院"首创"沉浸式医学体验"实体空间,以"医学+智能+游戏+人文"的医学体验式教育启迪儿童自主健康管理意识、增长儿童伤害预防知识、传播儿童健康促进理念。体验馆内共设置"小小专家门诊""放射体验区""医学小讲堂""手术进行中""药品性状知多少""小病房大学问"六大模块。儿童在门诊、手术、病房等多个仿真环境下通过角色构建、情景模拟、游戏体验等系列互动体验学习健康知识,缓解就医恐惧,对医学产生更多兴趣。

一次完整的体验活动历时2小时,孩子们穿上白大褂,扮演小医生进行诊疗、B超、手术、磁共振等体验。医务社工进行小组引导,专业医护人员及社会爱心人士组成"梦想医学院"志愿者团队,为孩子们进行讲解与示范。"小小专家门诊"里,小朋友们能接触到听诊器、压舌板等实物器材,可用显微镜观察模拟医学标本。"放射体验区"有高仿真的B超、X线检测仪及CT和磁共振检测仪,能让孩子们充分感受真实的医疗环境。

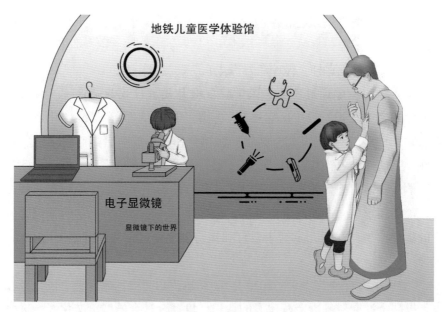

地铁儿童医学体验馆

电子显微镜

显微镜下的世界

▲"梦想医学院"里当一回"小医生"

"社工姐姐一杯茶的时间"是家长小组课堂，孩子们体验时，在外等候的家长将在专业医务社工的组织下参加"家长小组"活动，在分享交流中收获经验与情感支持，形成孩子健康照护的正确应对姿态。

今年 8 岁的乐乐害怕人体骨骼，妈妈常吓唬他说："如果你不听话，就去骨科病房住一晚。"有一次，学校组织来"梦想医学院"体验，乐乐进馆后，又害怕又生气，哭闹得很大声。在医务社工的耐心引导下，他才同意戴上眼罩来体验馆内的游戏。当他听到医疗器械的解说时，好奇心让他悄悄睁开一只眼睛。而在看到显微镜之后，他瞬间被血细胞标本吸引。门诊游戏中，他又对药品区产生兴趣。最后，他勇敢地摘下眼罩，体验了放射治疗模拟和手术模拟，还记下整套阑尾炎手术需要用到的医疗器械。后来，医务社工把乐乐的行为反馈给乐乐妈妈，让家长认识并反思自己的不当言行，母子终于敞开心扉，交流和解。

10 岁的小杰是"医二代"，爸爸是医生，因为工作忙，没时间跟他互动，父子俩有一些小隔阂。小杰妈妈了解到"梦想医学院"后，特地带孩子参加体验活动，希望孩子能理解爸爸的工作。在 2 小时的体验中，小杰对医学产生了浓厚的兴趣，不时提问，并认真听着导览老师讲解，还主动担任小小助教。在分享体会时，小杰说："我为爸爸是医生感到自豪！长大后，我也要像爸爸那样，做一名好医生！"

儿科医院希望通过"梦想医学院"提升儿童自我健康管理、自我保护方面的自主意识，以"疾病感知"刺激"医学认知"，最终内化成"健康觉知"。医院还与上海儿童医学博物馆合作，形成一套具有科学性、趣味性、互动性和可操作性的"一馆一品"儿童医学科普课程；打造流动儿科医学体验馆，把科普知识、医学文化和有趣的医学职业体验内容送到社区、校园和场馆，进而向全市推广，最终建立一整套儿科医学科普健康教育的传递模型，宣传儿童健康教育和预防理念。这正与"健康上海行动"契合。

《健康上海行动（2019—2030年）》明确提出，要深入开展全民健康教育，提高全社会对健康上海建设的认识，培育全社会的健康文化，推进健康教育和健康科普工作，以有效方式引导群众了解和掌握必备健康知识，推动践行健康生活方式。未来，像"梦想医学院"这样的创新健康科普品牌将越来越多，在不同地方、以不同形式、为不同人群埋下"健康的种子"，期待绿荫成林，繁花似锦。

25 ┃ "复旦儿联体"携手护儿童

◆复旦大学附属儿科医院
◆上海市闵行区卫生健康委员会

儿童健康事关家庭幸福和民族未来。复旦大学附属儿科医院作为国家儿童医学中心，以服务国家和上海需要为使命，深化落实健康中国和健康上海战略，持续推进"共建共享、全民健康"战略主题，在全国率先探索和推进区域儿科医联体建设，促进区域儿科同质化服务管理，努力提升儿童健康服务水平和市民健康获得感。

复旦大学附属儿科医院率先探索构建多层级区域儿科医联体。自 2014 年起成立复旦儿科医联体，在联合复旦大学附属 10 家医院组建儿科专科医联体的基础上，在闵行区成立区域儿科医联体，覆盖区内全部 3 家综合医院和 13 家社区卫生服务中心。2016 年，根据《上海市儿童健康服务能力建设专项规划（2016—2020 年）》中"在全市构建东南西北中五大区域儿科联合体"的要求，复旦大学附属儿科医院牵头闵行、徐汇、松江、金山、青浦 5 个区的儿科服务能力建设，通过"三平移"（管理平移、技术平移、品牌平移）和"四统一"（统一医疗安全和质量要求、统一医疗服务模式、统一学科发展规划、统一信息化共享系统），优化儿童健康资源配置，推进区域儿科协同发展，探索儿童分级诊疗路径。截至 2019 年底，复旦儿科医联体成员单位共 88 家，其中三级医院 8 家、二级医院 15 家、民营医院 2 家、社区卫生服务中心 63 家，覆盖上海 10 个区。

人力资源是医联体的发展之本。复旦儿科医联体作为儿科人才流动平台，派驻 10 位学术主任每周赴综合医院开展门诊、查房、教学等工作，同时鼓励成员综合医院儿科医生到儿科医院看门诊。结合区域儿科发展需求，建设标准化社区儿科门诊，推动综合医院标准化儿科门急诊建设，制定个性化社区全科医生儿科培养方案，出版《社区儿科常见疾病诊治指南》教材，开设社区护士儿科技能培训课程，提升区域儿科服务能级。同时每年开展 20 余次线下培训、100 次线上培训课程，2019 年全年培训覆盖 700 余人次，提升区域儿科医务人员临床能力。

2019 年，复旦儿科医联体不断深化内涵建设，将优质资源聚焦各专业，成立复旦儿科医联体影像中心、康复协作网、呼吸协作网，建立双向转诊、质控管理、人才培养、科研合作平台，带动区域儿科规范诊疗和同质化服务。12 月推出"国家基层儿科医护人员培训项目"，由国家卫健委医政医管局作为指导单位，国家卫健委人才交流服务中心与复旦大学附属儿科医院共同主办，上海医疗质量研究中心承办。作为首个由国家卫健委牵头的基层儿科培训项目，将为全国和上海基层儿科医护人员培训提供具体、可衡量、可实现、可借鉴的实施办法及标准。

经过 6 年建设，区域儿科服务能力大幅提升。2019 年，上海市南片区

5 个区的社区儿科门诊连续两年保持 10% 增长，19 家综合医院儿科门急诊较前一年增长 13%。依托复旦儿科医联体，12 家综合医院获上海市综合医院儿科门急诊标准化建设项目。2019 年评选 10 项综合医院儿科管理项目，提升综合医院儿科内涵。复旦儿科医联体 8 家医院共同开展儿科门诊抗菌药物科学化管理项目，并获 2019 年中国医院协会患者安全目标优秀案例。2019 年复旦儿科医联体儿科分级诊疗试点项目正式启动，设 13 个子项目，探索儿科分级诊疗路径。

党的十九大召开前夕，新华社长篇通讯《夯实中华民族伟大复兴的健康之基——以习近平同志为核心的党中央加快推进健康中国建设纪实》中列举了上海案例：上海推进分级诊疗与加强儿童医疗卫生服务改革结合而成的儿科医疗联合体，给不少家庭带来了好消息，家门口的社区医院儿科有了复旦大学附属儿科医院的"金字招牌"，用药、诊疗、培训标准化，小病社区处理、疑难重症上转，不必为了头疼脑热的小问题"舍近求远"去大医院了。此外，复旦儿科医联体于 2017 年获"中国医院协会医院科技创新奖"和"上海市医疗服务品牌"，2018 年获首届上海医改十大创新举措，2019 年获"进一步改善医疗服务推进会"竞演二等奖。

国家儿童医学中心、复旦大学附属儿科医院立足于服务本市、辐射全国，未来将继续创新儿科服务模式，为国家探索有效的儿科分级诊疗方案提供有益尝试。

26 | 住院医师"月月讲"科普 7 年行

◆ 上海交通大学医学院附属瑞金医院

如何将深奥的医学知识让群众一听就懂？如何将疾病预防、家庭管理的方法让群众一学就会？如何让群众对伪科学、伪养生一目了然？在上海，来自全市 26 家医院的数百名年轻医生活跃在医学科普的讲台上，一讲就是 7 年，1000 多场科普宣讲，惠及上万名群众。

加强健康促进与教育，提高人民健康素养，是提高全民健康水平最根本、最经济、最有效的措施之一。医务人员作为专业人士在医学科普和教育工作中，具有得天独厚的优势，自然也是责无旁贷。上海自 2010 年起开展由政府主导的住院医师规范化培训，将医学院校毕业的本科生、研究生全部纳入统一的培训基地，切实提高医疗卫生队伍的专业素质，为医疗服务下沉提供人才保证，这也是本市医改的重大举措。

瑞金医院作为上海最大的"住院医师规范化培训基地"之一（下文简称"基地"），每年承担 100 多名住院医师规范化培训的任务。瑞金"基地"的培训理念是，不仅要使年轻的住院医生们得到专业上的发展，更要注重培养他们关切社会、关心民生的意识，具备强烈的社会责任感和良好的医学人文素养，全心全意为老百姓开展医疗服务。因此，自 2010 年 7 月起，瑞金临床医学院组织了"住院医师科普月月讲"活动，每月由住院医生组成团队在医院的门诊大厅开展一次科普宣讲，宣传健康保健、防病治病的常识。住院医师在老师指导下，自行选择贴近民生的主题，例如"关爱乳房——更早发现危险信号""消化性溃疡小贴士""认知加干预，远离脑卒中""正确认识'抖抖病'"等。

瑞金医院"住院医师科普月月讲"得到了上海市慈善基金会唯爱天使基金的关注。2012 年底，在原上海市卫生局（现上海市卫健委）和唯爱天使基金的支持下，瑞金医院牵头，联合中山医院、仁济医院、第六人民医院，启动了"唯爱伴我行，上海市住院医师科普月月讲"活动，旨在建立"唯爱"和"上海住院医师"双品牌，让年轻的医务工作者有更多机会参与慈善活动，让慈善的理念、慈善的力量激励年轻医师成长，让患者感受到来自慈善的关爱。2013 年，瑞金、中山、仁济、六院等共举办讲座 40 多场，内容包括慢性病自我管理、帕金森病不用怕、科学防癌——"肠治久安"、呵护您的甲状腺、胸痛的常见原因、抗生素的合理应用等，有近 200 名住院医师参与，现场听众达 4000 多人。

"唯爱伴我行，上海市住院医师科普月月讲"活动在各大医院引起强烈反响，2014 年参与活动的医院数扩大到 12 家，2018 年发展到 26 家医院、27 支团队。截至 2018 年底，"唯爱伴我行，上海市住院医师科普月

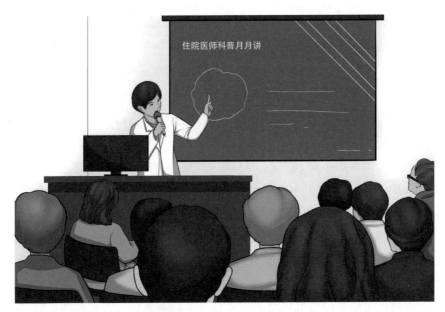

住院医师科普月月讲

▲ 住院医师"月月讲"科普 7 年行

月讲"累计举办讲座 1328 场，现场受众人数达到 13 万余人次。2019 年，"唯爱伴我行，住院医师科普月月讲"活动已有 27 家医院、28 支团队参与，全年举办了 318 场科普讲座和医疗咨询，遍及全市各个区，现场观众达数万人，犹如星星之火，惠及更多群众……

2019 年 5 月，在上海市慈善基金会唯爱天使基金和长宁区科学技术委员会的支持下，"唯爱伴我行，住院医师科普月月讲"活动从常年活跃在各医院门诊大厅延伸到了长宁区的各个社区，主动走到市民身边，积极促进医疗服务"以治病为中心"向"以健康为中心"转变。

公益项目贵在坚持。"唯爱伴我行，住院医师科普月月讲"活动已开展了 7 年，持续发挥作用，不断坚持进取，既得到了行业和社会的认可，也得到了广大市民观众的肯定，一批又一批年轻的医生在服务社会的同时得到锻炼和成长。未来，医院将继续搭建并利用好"住院医师科普月月讲"的活动平台，吸引更多年轻医生和爱好健康科普的医生参与进来，创造更多有价值、有新意、吸引人的健康科普作品，将健康科普惠及更多人群，持续推动健康科普事业的发展。

27 ｜ "千天计划"探索生命早期健康密码

◆上海交通大学医学院附属新华医院

中国有一句古话：三岁看到老。从受精卵到出生后两岁，这最初的1000 天奠定了一个人一生的轨迹。在这一关键阶段，任何宫内外不良因素的作用都可能影响胎儿的发育，如早产、胎儿宫内发育迟缓、出生缺陷等，且还会由此产生一系列儿童期、成年期疾病，包括神经行为发育、代谢性疾病、心血管疾病、肿瘤等。"千天计划"就是以探索人类重大发育源性疾病为目的的大型科学调查，希望通过系统、科学的方法证实生命早期对于人类多种疾病的影响，从而打开生命早期的"黑箱"，做到早诊早治。

"生命千天"的概念源于 2003 年国际上提出"健康与疾病的发展起源学说"（DOHAD 多哈理论）。该理论强调了生命早期（包括胎儿和婴幼儿时期）的环境因素对于儿童期、成人期疾病的重要影响。基于这一理论，上海交通大学医学院附属新华医院在具备拥有产科和完整儿科三级亚专业学科先天有利条件的情况下，基于丰富的临床资源搭建起产科、儿科两大随访平台，并整合新华医院丰富的临床资源及系统性的生物数据平台，建立生命早期数据信息库。

"千天计划"自 2015 年开始筹备，2016 年 6 月 1 日正式在新华医院启动。截至 2020 年 3 月底，新华医院共招募"千天孕妇"9231 名，分娩6095 名；完成 42 天儿童随访 5252 例，3 个月儿童随访 542 例，6 个月儿童随访 403 例，9 个月儿童随访 281 例，1 岁儿童随访 216 例，18 个月儿童随访 135 例，2 岁儿童随访 68 例；完成康复科婴幼儿运动评估 1172 例，小儿膈疝队列 60 例，新生儿专病队列 96 例。项目组还定期为志愿者举办讲座、实践教学等线下活动。

"千天计划"小组还有一项工作是指导联盟医院加入"千天计划"。新华医院泛长三角联盟中现有的联盟医院主要分布在浙江、福建和山东。目前，山东省临沂市妇女儿童医院作为第一家千天联盟医院，于 2017 年 11 月启动项目并招募孕妇 7000 余名，不同年龄段的儿童随访已完成近 3000

名；浙江省嘉兴市妇女儿童医院作为第二家加盟医院，招募孕妇近 500 人，儿童随访人数也有 300 多名；福建省龙岩市人民医院是 2019 年底最新加入的千天联盟成员，截至 2020 年 3 月，该院共招募千天孕妇 218 名，儿童随访也已开启。

除了联盟医院，"千天计划"项目也积极开展国际间合作：与加拿大渥太华大学医学院及其附属医院在儿童出生队列等研究方向开展深入协作；与瑞典卡罗林斯卡医学院、乌普萨拉大学、卡尔斯塔德大学合作，共同申报了国家自然科学基金国际合作项目；与丹麦奥胡思大学合作，整合"千天计划"平台与丹麦出生队列的资源；在盖茨基金会的支持下，与美国辛辛那提儿童医院合作研究早产的遗传病因学等。

此外，"千天计划"项目组以"生命早期微生态对健康的影响"为主题成功主办了由上海市人民政府、中国科学院和中国工程院共同发起和主办的常设战略性学术研讨会"东方科技论坛"。目前，基于"千天计划"平台，已成功立项 10 余项国家自然科学基金，在国际著名期刊 *Science* 上发表论文 2 篇，在 SCI 收录期刊发表多篇学术论文。

目前，我国社会面临转型，疾病谱也随之改变。一方面，剖宫产率居高不下，高龄产妇日益增多，辅助生殖技术普遍应用，环境因素恶化等生命早期不良暴露增加；另一方面，慢性非传染性疾病逐渐成为中国城市居民成人期的主要疾病。"千天计划"以"生命千天"为关键时间点，结合新华医院的特色优势，以人群研究为基础开展临床研究，建立正常人群的标准化常模，探索生命早期编程与发育源性疾病易感性的关联，在人群中进行生物标志物验证，用于疾病的预警和早期干预，提高高危人群的早期诊断及改善治疗方案，为制定生命不同时期健康促进和发育源性疾病的防控策略提供科学依据。探索人类重大发育源性疾病的起源并建立早期干预模式，是目前我国的一项重要战略任务。通过"千天计划"形成一系列发育源性疾病的早期筛查、诊断、遗传咨询与临床决策，建立国际一流的生命早期疾病的现代技术平台，培养一支具有国际影响力、学科交叉性强、富有活力的创新研究队伍，对提高人口质量、保障人民群众健康、促进社会经济发展及构筑和谐社会，具有十分重要的意义。

28 | "海派中医"首创，针药携手进非洲

◆ 上海中医药大学附属岳阳中西医结合医院

"海派中医"扬帆出海，走进了广袤的非洲大地。2019年，经过3年的筹备和试运行，中国—毛里求斯中医药中心在被誉为"印度洋门户的一把钥匙"的毛里求斯首都路易港正式开张。这是上海中医药大学附属岳阳中西医结合医院牵手上海中医药大学，与毛里求斯城市医疗集团 City Clinic 共同创建的非洲第一个中医中心。

作为国家中医药管理局国际合作项目，该中医中心的建成被视为毛里求斯卫生健康事业的重大事件，在当地拥有很高的知晓度。同年，上海市政府代表团宗明副市长率市卫生健康委、医保局等领导一行视察了中医中心的建设情况，对中心"针灸＋中药"的运行模式和岳阳医院"海派中医"的工作予以充分肯定。

如何让非洲人民从不了解到认可，乃至喜爱中医？岳阳医院敢为人先，吸取既往其他海外中医中心的经验和教训，以针灸治疗作为突破口，制定了"针灸推拿＋中医内科"的创新模式。医院选派了2位顶级教授级专家打头阵：推拿针灸专家胡炳麟主任曾担任援摩洛哥中医医疗队队长，博士生导师王晓素主任是著名中医消化疾病专家。同时，项目牵手上海著名老字号药企蔡同德堂，选派精通外语的药师薛仁彦，根据王晓素主任的处方，挑选精致中成药饮片，为当地患者煎煮汤药。一走进中心，浓郁的中医味道扑鼻而来。这一举打破了"中草药难以走出国门"的瓶颈，不仅在非洲第一个中医中心打响了"海派中医"的品牌，打造最靓丽的上海中医名片，更弘扬了国粹，进一步树立了中医文化自信。

自营业以来，中国—毛里求斯中医药中心基本保持每天30位患者的就诊量，每月的营业额达50万余毛币（约合人民币12万）。因中医特色明显、医疗质量上乘、医护人员周到体贴，当地患者的就诊预约经常饱和，专家有时只能加班应对专程慕名而来的当地"中医粉丝"。中心的报道在当地媒体更是屡见不鲜，充分展现了毛里求斯政府的高度认可和当地百姓

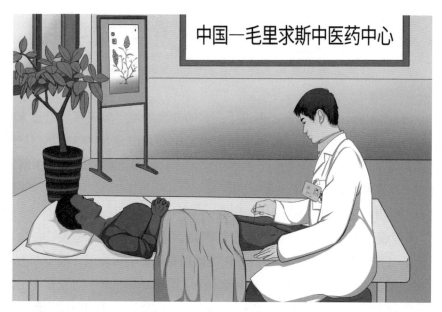

中国—毛里求斯中医药中心

▲ "海派中医"首创，针药携手进非洲

的热烈欢迎。

中国—毛里求斯中医药中心背靠祖国，满载着对当地华人同胞的情谊。岳阳医院在项目建设初始，就通过各种渠道与中国驻毛里求斯大使和当地华人社团取得联系。由于这是第一支来自祖国的官方医疗队，又是中医专家坐堂，所以深受当地华人的信任。经常有侨胞给专家送来生活用品和家乡菜，使大家虽然与上海远隔万里，却时刻感受家的温暖。孙功谊大使多次出席中国—毛里求斯中医药中心的活动，并高度评价中心工作，希望把中心建设与习近平总书记访问毛里求斯的讲话和"一带一路"倡议紧密结合起来。

为扩大"海派中医"影响力，擦亮上海中医名片，中心制作了大量高水准的科普宣传片，在当地主要媒体播放，并制成光盘广泛传播；自行购置中医经典书籍带到海外，为当地医师开展中医教育培训；举办了数场中医药文化展，吸引了众多外国友人驻足观看，展览也被当地媒体广泛报道，引起巨大轰动，让中医文化更加深入当地人民的心中。

2020 年，新冠肺炎疫情在全球蔓延，毛里求斯的疫情也十分严峻，4

月 4 日成为非洲首个封岛的国家。当地政府紧急向我国大使馆求助,希望得到中国的医疗技术和装备支持。孙功谊大使随即推荐中心的两位专家作为毛里求斯中国医学专家组成员,帮助当地开展抗疫工作。两位专家通过与岳阳医院和雷神山前线医疗队实时连线,学习抗疫经验,制作了防控新冠肺炎的医学讲座课件,详细讲解中西医对新冠肺炎的认识和防护事项,并将中草药方、药膳、拔罐、刮痧和岳阳功法等防疫保健方法传授给大使馆工作人员、当地华人、滞港中国船员等,受到当地媒体和百姓的好评和追捧。

抗疫无国界,岳阳医院也高度重视当地政府和大使馆的求助,在自身物资紧缺的情况下,仍然紧急筹备了 1000 个口罩、50 套防护服、大量消毒用品等防护物资,包括治疗新冠肺炎中国方案的"三药三方",使中医中心工作人员感受到了祖国的温暖,也使当地政府和人民感受到了上海的温度。今后,中国—毛里求斯中医药中心将继续在异域他乡为传播中医文化、守护人类健康贡献中国力量!

29 | "糖友"互支持,血糖控起来

◆上海市第六人民医院

随着人口老龄化与生活方式的改变,我国糖尿病患病率持续增长。2019 年公布的上海慢性病及其危险因素监测数据显示,上海 35 岁及以上成人糖尿病患病率为 21.6%,超过四成糖尿病患者不知晓自己的血糖水平;已接受治疗的糖尿病患者中,仍有约七成血糖控制不达标;约 60% 的糖尿病患者至少伴有一种慢性并发症,可引起较重的社会及家庭负担。

针对糖尿病这一重大公共卫生问题,上海通过《加强公共卫生体系建设三年行动计划(2015—2017 年)》,实施了"上海市代谢性疾病(糖尿病)预防和诊治服务体系建设"重大项目。项目由上海市第六人民医院贾伟平教授团队领衔,以社区居民慢性病健康服务需求为导向,整合现有医

疗卫生资源，建立起"医防融合"的上海市糖尿病预防和诊治服务体系，提供全程健康服务与管理，助力实现以"患者为中心"的糖尿病防治服务模式。为了提升基层糖尿病防治水平，项目引入"同伴支持"策略，通过对社区医务人员、糖尿病同伴支持骨干及自我管理小组组长等人员的系统培训，构建社区糖尿病自我管理同伴支持网络，建立社区患友支持小组。

2017 年起，本市 9 家先行社区实施糖尿病同伴支持管理，为 74 名同伴支持组长及 26 名社区医务人员提供技术培训，支持社区组建了近 70 支糖尿病同伴支持小组。

2018 年，上海市第六人民医院承担了本市糖尿病预防与诊治指导中心职责，进一步推动同伴项目在本市的推广。在上海市卫生健康委员会、上海市爱卫办的大力支持和指导下，医院进一步在青浦区、松江区、虹口区、宝山区、嘉定区及浦东新区的 12 个社区推广糖尿病同伴支持管理模式。通过整合各区卫生健康委员会和爱卫办、街镇爱卫部门、社区卫生服务中心、居委会及健康自我管理小组在内的各级社区健康促进资源，实施社区糖尿病同伴支持三级干预管理，使社区糖尿病患者在家门口就能得到规范化的糖尿病诊治管理和自我管理支持服务。

项目引入了国际同伴支持的先进理念，结合上海基层糖尿病防治实际需求，制定了适合社区应用的糖尿病同伴支持培训手册、糖尿病科普标准化课件及适宜工具，邀请国际同伴支持权威专家团队，合作开展糖尿病同伴支持培训工作坊。培训强调学员的互动、体验和参与，通过理论授课、经验分享、基于情境的角色扮演、头脑风暴、小组讨论及游戏化教学等，帮助参与培训的学员更好地掌握糖尿病同伴支持技能。

医院还制作了《贾伟平医生讲科普》系列之《糖尿病五大须知》科普宣传短视频，在微信公众号、喜鹊直播、今日头条、新浪医药新闻及腾讯视频等各大视频平台累计播放量逾 5 万次，为社区同伴支持小组提供《糖尿病防治路上指南针》《糖尿病防治中的新鲜事儿》等科普读本，共计 2100 余册。

同伴支持小组组长会定期邀请组员参加社区科普讲座及知识竞答，组织开展包括小品、诗朗诵、歌曲表演等小组才艺展示活动。在组长的带领下，组员积极交流本月糖尿病行动计划的完成情况，交流分享糖尿病自我管理经验，并制定下个月的行动计划。社区同伴支持小组管理加强了组员间的互相关怀和凝聚力。"糖尿病同伴支持项目让我们感觉到，我们糖尿病患者不再是一个人，我们是被关心着的，作为同伴组长我感到非常的自豪。"这是来自小昆山社区的范阿姨最大的感慨。此外，来自曹杨社区的明星组长柴阿姨还荣获了"2018 年中华医学会糖尿病学分会全国十大关爱家庭奖"。

在引入同伴支持管理实施一年后的效果评价显示，积极开展同伴支持管理的社区糖尿病患者的血糖水平、体质指数及糖尿病抑郁情绪评分等显著改善，特别是那些接受同伴支持管理前血糖控制不理想的患者，获益更明显。

糖尿病防治是一项复杂、长期的系统工程，需要政府和社会的支持、专业的服务及患者自身的努力。进一步加强以同伴支持为纽带的糖尿病自我管理支持健康促进体系建设，将持续为提高糖尿病防治服务水平助力。

30 | 4 天，在小洋山岛建成三甲医院门诊部

◆ 上海市第六人民医院东院

小洋山岛地处浙江省舟山市，是沪、浙两地深入贯彻落实习近平总书记关于推动长三角更高质量一体化发展的重要指示精神，推动上海自贸区临港新片区建设发展的重要示范基地。过去，岛上有上海市驻岛企业48家，企业一线职工 1 万余人，却没有配置医疗机构，医疗救助急难愁的问题日益突出。

在上海市委主要领导和"不忘初心、牢记使命"主题教育中央第六指导组的关心下，沪浙卫生健康部门携手合作，上海申康医院发展中心和上港集团全力支撑，确定在小洋山岛上设置医疗机构，为驻岛企业职工提供医疗服务工作。上海市第六人民医院东院承接此项艰巨任务，举全院之力，

仅用 4 天即建立了"上海市第六人民医院小洋山门诊部",自此结束了小洋山十五载缺医少药的历史,一条"跨海生命线"从陆地延伸到洋山港。

2019 年 8 月 2 日,六院东院相关负责人赴申康医院发展中心参加小洋山岛职工就医问题专题会议。8 月 5 日,赴小洋山岛实地查看并参与实施方案讨论。8 月 6 日,由医院医疗与管理骨干组成的 15 人筹建管理团队,再赴小洋山岛与盛东公司进行现场查看,确定具体建设要求。

8 月 7 日是建设第一天,医院负责人带领 30 余人的现场实施团队,在灰尘漫天的施工现场有条不紊地开展筹建工作,结合前期设置方案,明确各诊疗区域场地改造装修要求,确定抢救室、检验科、药房、放射科布局改建要求。

8 月 8 日是建设第二天,医院启动医疗物资紧急采购、调配工作,完成 671 件设施设备的调配及所有计算机设备的调配和程序安装调试。六院东院召开党委会,专题研讨小洋山门诊部工作进展与筹建要求。

8 月 9 日是建设第三天,受台风"利奇马"影响,9 日下午至 10 日全岛人员撤离。为确保上海市委决策部署按时落地,六院东院即刻启动物资转运,紧急调派 2 辆卡车,将院内所有物资设备打包完毕、整装待发,截至当晚 11 时,顺利完成医疗物资提前转运。

8 月 10 日受台风影响,不能上岛开展工作。当天,六院东院完成所有宣传物料效果确认,并即刻开展紧张的印制工作,并完成对所有采购物资设备的转运规划。

8 月 11 日是建设第四天,医院落实医疗设施设备、药品调配,完成 357 种常用慢性病药品与急救药品紧急调拨,满足驻岛职工的基本用药需求。院领导指示,医院选派医、技、护骨干力量组成医疗团队,确保全年每天有 6 名医务人员驻守小洋山岛。

经过 4 天的紧张筹建和落实,8 月 12 日,小洋山门诊部正式运营,"不忘初心、牢记使命"主题教育中央第六指导组、上海市委、上海市卫生健康委员会、上海申康医院发展中心有关同志莅临调研小洋山门诊部。

家住小洋山岛沈家湾码头的患者老孙,小腿外伤后肿痛两个半月,为了尽快治好病,他一路赶到 40 千米外的六院东院诊治,骨科医生建议其

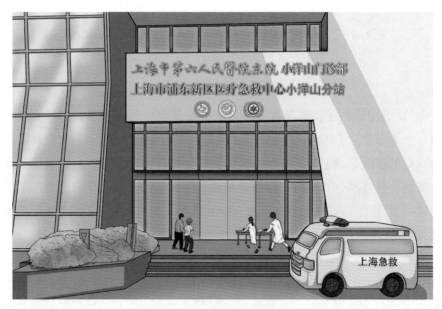

▲ 4 天，在小洋山岛建成三甲医院门诊部

住院治疗，但因家境特殊，老孙还是决定往返医院进行换药治疗。当老孙得知小洋山开设门诊部的消息后，第二天一大早，他就来到小洋山门诊部看诊，老孙激动地对医生说："六院东院专家到小洋山，我们看病方便、放心多了。现在每天过来换药，我从沈家湾码头骑电瓶车 15 分钟就能赶到。以往我到六院东院看病，往返车费、过路费、油钱就要 200 多元，还要请一整天的假，现在到小洋山门诊部治疗，一个星期我就节省了 1000 多元。如果早上过来看病，中午还能赶上回家吃饭。"

小洋山门诊部不仅解决了当地 1 万多名职工的就医难题，确保急性创伤得到及时救治，常见病就诊便捷"不离岛"，进出洋山港的各国船员能第一时间得到医疗救助，嵊泗、大洋山等周边岛屿居民也能从中受惠。小洋山门诊部的建设运行，完善了当地的医疗配置，体现健康上海优化医疗资源配置的目标，上海优质医疗资源打破地域局限，为临港新片区建设、长三角一体化建设，为人民群众生命健康筑起一道"绿色屏障"。

31 | 知"艾"防"艾"，共享健康

◆ 上海市公共卫生临床中心

"太感谢你们了！这里真是全方位的服务啊！"这是患者老杨在出院前对上海市公共卫生临床中心(以下简称"公卫中心")感染与免疫科陈医生真诚的感激与肯定。老杨是一名艾滋病患者，10余年间，他进过感染与免疫科、普外科、心内科、泌尿外科等科室的病房，就连他自己也记不清前后一共住了几次院。这次是因为胸闷再次入院。"我也没想到还能活这么久。"老杨乐观地说，"但凡有个头疼脑热，我首先想到的就是你们。"

截至2019年10月，我国约有95.8万名像老杨这样的艾滋病病毒(HIV)感染者。许多感染者在得知感染HIV后的第一个疑问就是：我还能活多久？在学科带头人卢洪洲教授的带领下，公卫中心通过开展大量的临床研究并总结临床经验，建立了一套适合我国国情的艾滋病及其相关疾病的诊疗规范，将艾滋病住院患者的病死率降至3%以下。

近年来，得益于广泛的宣传教育和与疾控部门的紧密配合，感染者抗病毒治疗的开始时间比过去大幅提前。越米越多的感染者在发展到艾滋病期前就得到了有效治疗。这在极大程度上降低了感染者的病死率。与此同时，他们的生活质量也得以显著提高。HIV感染者的预期寿命已经接近普通人，可以和普通人一样工作和生活。

和老杨一样，不同的HIV感染者会产生各种各样的临床需求，有的想做内镜检查，有的来看口腔疾病，有的需要进行介入手术，有些需要做外科手术，更多的是各种慢性病和肿瘤的诊治。

早在10年前，卢洪洲教授就开始思考如何应对HIV感染者看病难，尤其是手术无门的困境。对此，他率先提出艾滋病"一站式"诊治服务的理念和实践模式。

2010年"上海市艾滋病诊疗中心"在公卫中心挂牌，率先在全国范围内探索区域性艾滋病综合诊治机制。近年来，公卫中心通过多学科团队合作机制，为上千例HIV感染者开展了普外科、胸外科、泌尿外科、神经外

科和骨科等手术，改善了患者求医无门的困境，帮助他们解除病痛；为百余例 HIV 感染孕妇提供抗反转录病毒治疗、产科干预、人工喂养和新生儿预防用药等多方面的母婴阻断诊疗服务，现 HIV 感染孕妇母婴阻断率已达100%。如今的公卫中心，可以满足患者绝大多数的医疗需求，基本实现了10 年前畅想的"一站式"服务理念。

为了更好地服务 HIV 感染者，公卫中心还采用了"基于循证的艾滋病个案管理模式"，即在开始治疗的 6 个月里由个案管理师为患者提供一对一的规范化、个体化、全面而科学的评估、信息支持、心理支持和相应的干预或转介咨询等，帮助感染者从接受患病的现实顺利过渡到接受长期治疗，从而显著提升患者的治疗依从性和治疗效果。

艾滋病防治知识的科普对于遏制艾滋病流行具有非常重要的意义。公卫中心艾滋病诊疗团队致力于通过多渠道，包括新闻媒体、报纸、杂志、网络平台、微信公众号"爱之纽带"和校园活动等多种方式，针对不同人群普及艾滋病防治知识，提供健康咨询。

近年来，团队先后获得了"大众科普奖"及"上海市科技进步奖科普奖"。为进一步将日常诊疗工作延伸到艾滋病预防上，持续加强 HIV 暴露前预防和暴露后预防门诊建设，公卫中心的艾滋病诊疗团队至今已为上千位市民提供了服务，明显降低了市民感染 HIV 的风险并缓解了他们的心理压力。为了积极响应国家健康扶贫工作，公卫中心长期派遣医生及护士前往四川省凉山州布拖县，为遏制艾滋病疫情在当地的流行做出了突出贡献。

《健康上海行动（2019—2030 年）》明确要求落实发现、诊断、治疗和管理艾滋病等慢性传染病患者和感染者的措施和要求，至 2022 年，本市常住人口符合治疗条件的艾滋病感染者和病人接受抗病毒治疗比例达 90%以上。

未来，公卫中心推广的"一站式"服务模式的辐射范围将会越来越广泛，防艾宣传和预防工作也会越来越深入，让更多的群体可以共享健康。

32 | 近视综合防治，童眸明亮起来

◆ 上海市眼病防治中心

"有了这个 APP，妈妈再也不用担心我的眼健康了！"近年来，上海市眼病防治中心为遏制儿童近视患病率不断攀升的势头，通过打造儿童眼健康服务平台"明眸 APP"等一系列创新举措，为孩子构筑一道绿色明亮的眼健康"保护墙"。

2012 年以来，结合新的时代特征，上海市眼病防治中心聚焦人民群众全生命周期眼健康，特别是青少年近视防控工作，全面落实"预防为主、分类施策、综合干预"的策略，分档防治，已初步构建形成"政府主导，市、区、社区三级眼病防治网络组织，专家指导，医教结合，医防融合，社会参与"的具有上海特点的良好近视防治工作格局。

为积极响应上海市政府关于持续加大儿童近视防控力度，上海市眼病防治中心与中小学教育部门高效联动，建成全市 4 ～ 18 岁青少年屈光发育档案体系，以此为基础实行分类管理。通过药物创新应用、"互联网 +"数字化眼病筛查、建立国内首个百万级学龄儿童近视发育监控档案，至今档案累计已覆盖 213.2 万人、500.6 万人次，为昂首迈进眼健康管理新时代奠定扎实基础。为加强档案应用，2018 年上海市眼病防治中心启用国内首个"互联网 +"专业化儿童青少年近视防治平台"明眸 APP"，为学生、家长提供档案查询、风险评估、就诊预约、科普资讯等眼健康服务，致力于履行"视力管家"的职责，促进实现医防无缝对接，提高服务效率、质量和满意度。2019 年，"明眸 APP"入选上海市第二批创新医疗服务品牌。

通过屈光发育档案的建立和管理实践，结合"医教结合"和"医防融合"工作机制，上海已基本实现校园近视初筛、反馈、转诊和复诊服务全程信息化管理，该实践经验被全国多个地区借鉴应用。其中，首次提出和应用的视力联合非散瞳电脑验光筛查近视方法，已被纳入上海市地方标准和国家卫生行业标准，"上海体系"成"全国样板"。

上海市眼病防治中心不断完善"眼病防治专业机构—医疗机构（眼

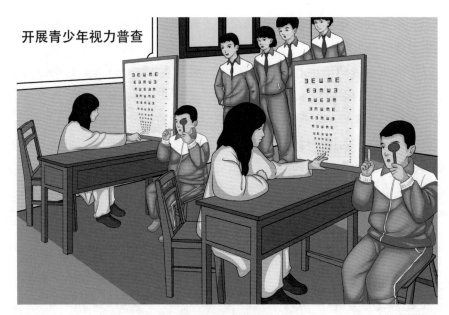

▲ 近视综合防治，童眸明亮起来

科）—社区卫生服务中心—公众/家庭/学校"的"四位一体"近视综合
防治模式，积极推进落实各项综合干预措施。2016年起，依托屈光发育档
案，在本市8个区24所小学开展户外活动干预对照试点，通过增加集体
户外活动和督促学生每个课间到室外活动，使学生每天户外活动时间达2
小时以上，同时开发可穿戴式儿童腕表，客观监测学生户外活动时间，这
是迄今为止全球最大的儿童青少年近视干预试点。

中心每年以"全国爱眼日"为契机，连续开展"'目'浴阳光 预防近
视（Go Sunning for Sight）"系列健康促进公益大行动，以寓教于乐的方式，
促进青少年和家长主动进行健康护眼活动。自2016年至今，已成功举办7
期大型户外趣味眼健康主题活动，累计超过1万人次参与。此外，中心还
积极开发富有趣味性和艺术性的健康宣教形式，形成了儿童青少年喜爱的
"大眼仔"爱眼宣传大使吉祥物形象。2017年，国家卫生健康委将"'目'
浴阳光 预防近视"采纳为全国爱眼日眼健康宣传主题口号。2018年，全
国首支儿童青少年《爱眼歌》发布，并被广泛传唱，影视明星张一山等
作为爱眼宣传大使，其微博推荐的《爱眼歌》点击量超过1000万人次。

"'目'浴阳光 预防近视"获上海市团委青年志愿者服务大赛金奖和国家卫生健康委卫生健康行业志愿者服务项目大赛优秀项目等荣誉称号。

上海市眼病防治中心将不忘初心，继续深入贯彻习近平总书记关于学生近视问题的重要指示批示精神，以"关爱人民群众眼健康"为根本宗旨，践行"追求卓越"的上海城市精神，着力打造"视觉健康中心"，继续巩固和深化"四位一体"近视综合防治模式，努力降低儿童青少年近视率，提高公众对儿童青少年近视防控的意识和能力，营造全社会共同关心和支持的良好氛围，切实实现国家教育部、国家卫生健康委等八部门制定的近视防控目标，还给孩子们健康明亮的未来！

33 社区筛查大肠癌，你的健康我守护

◆ 上海市疾病预防控制中心

社区居民大肠癌筛查是国内首次推行以社区为实施主体，以公共卫生服务方式全覆盖提供的癌症筛查服务。2011年，上海市政府确立实施这一新增重大公共卫生服务项目，以推广应用粪便隐血筛查和全结肠镜检查为核心，从2013年起在全市各区、社区启动实施。

卫生经济学评价显示，对大肠癌筛查每投入1元，将产生6元效益，具有显著的成本效益。项目应用健康促进理论，坚持宣传发动先行，截至2019年底，已累计发动300多万居民参与，提供筛查服务400余万人次，已确认发现癌前期病变3万多例，阻断了大量大肠癌病例的发生，检出大肠癌5277例，评估显示早期比例达到45.5%，是筛查前的3.5倍，使患者的5年生存率提高了25个百分点，大幅延长了生存期。

社区居民大肠癌筛查这一项目的缘起，得益于大数据分析发现了新问题。2000年以后，上海疾控专家从肿瘤登记大数据分析中发现，大肠癌一跃成为了上升最明显的恶性肿瘤，已占据本市发病癌谱的第二位，诊断时早期比例仅为12%，而美国同期的水平已经达到40%。作为危害市民生命

健康的主要问题之一，大肠癌应优先被纳入防治框架。

大肠癌危险因素多样，成因复杂，不容易开展病因预防，但可以通过组织筛查，立竿见影地提高早期发现比例，降低死亡率。同时，发现更多的癌前病变并进行治疗，可切实降低远期发病率。

当时，有关大肠癌筛查的证据和经验，大多来自国外和外省市的中小规模研究，要想解决城市的大问题，一定要开展试点，寻找适合上海社区特点的工作模式。为循证探索最佳工作模式，试点工作迅速锁定在闵行区七宝镇，因其地处城乡结合部，具有很好的代表性。

2008 年起，为期 3 年的试点验证了大肠癌危险因素调查加 2 次粪便隐血试验初筛模式的适宜性。试点共筛查 50 ～ 74 岁居民 2.78 万人，初筛阳性率达 13.7%，有 3900 人参加肠镜检查，依从性超过 50%，确诊 663 例癌前期病变和 75 例大肠癌（其中早期 42 例，早期比例高达 56%）。

本着"基于国家、高于国家"的原则，2011 年上海社区居民大肠癌筛查被正式纳入本市重大公共卫生服务项目。2012 年 11 月，原市卫生局、市财政局、市人力资源和社会保障局联合发布了开展上海市社区居民大肠癌筛查项目的通知。这一项目的总体目标是促进公共卫生服务均等化，提高居民健康水平；具体目标是提高上海市居民大肠癌知识的知晓率，提高大肠癌及癌前期病变的早诊率和治疗率，降低大肠癌的死亡率和未来的发病率；原则是"知情、同意、自愿、免费"，每 3 年为 1 个周期，为目标人群提供免费的筛查服务。

项目明确以"宣传发动先行，社区筛查并重"为工作策略，成为推进项目顺利执行的有力保障。在健康教育措施上，推广普及标准教育课程、编印发放《大肠癌防治知识手册》200 万册，2 种 10 万份海报同步在社区筛查点张贴，3 种 500 万份折页扩大发放人群范围……持续开展各类形式多样的活动，充分利用媒体加强报道宣传。

根据 2014—2016 年第二轮筛查期间的项目评估数据显示，居民对上海市社区居民大肠癌筛查项目总体满意度达到 96.6%，对社区卫生服务中心的满意度高达 97.7%，对定点医院的满意度为 90.4%，宣教满意度为 96.3%。大肠癌早期比例提高到筛查前的 3.5 倍。癌前期病变逆转癌症发生，持续 10 年将减少 2.65 万例大肠癌，公共卫生效益显著。

《健康上海行动（2019—2030 年）》明确提出，将优化社区居民大肠癌筛查策略，进一步扩大筛查受益面。上海市社区居民大肠癌筛查项目是送给全上海人民的一份健康大礼，也为其他地区的疾病防治体系建设提供了值得借鉴的成功案例，我们将继续努力，为上海人民织就一张更坚固的健康"守护网"！

34 ｜ "五码联动"，疫苗全程可追溯

◆ 上海市疾病预防控制中心

长宁区某卫生服务中心一个平凡的清晨，4 岁的佳佳来接种流感疫苗，又要打针，她感到很害怕。这时，护士阿姨从冰箱里拿出一支疫苗，请佳佳帮助自己在扫码仪下"滴"的一声扫了一下，随即在电脑屏幕上，这支条码为 81435**********42250 的流感疫苗出现在了佳佳的疫苗记录里。佳佳睁大了眼睛，这可是以前从没有过的，她紧紧盯着屏幕，连针打完了都没发现。

这只是上海市疾病预防控制中心开展疫苗管理全面升级的一个缩影。目前，全上海的疫苗管理已全部完成了"五码联动"，即实现"疫苗追溯码、疫苗产品编码、冷链设备编码、接种儿童代码、接种医生代码"的"五码合一"管理。听起来有些拗口，简单来说，就是孩子身上打的任何一支疫苗，哪家生产、哪家运输，全程各环节的质量状况等都能查得到！现在，任何人只要用手机扫描疫苗包装盒上的条形码，生产厂家、生产批号等信息都能一目了然。接种疫苗时，接种者不再是被动地接受医生取出的疫苗，自己也能即时了解疫苗信息、参与疫苗接种动态监管。上海的这一举措在全国属于首创。

这项升级举措更好地保证了疫苗用药安全，一旦发生拿错疫苗、超过有效期、配送错误、非适用对象、重复使用、开瓶超时等情况，系统会自

动报错。若发生接种不良反应，也能及时追溯到确切的疫苗信息，真正实现了对每支疫苗的动态监管。

在实施过程中，上海市疾控中心有以下几方面的努力功不可没。

在疫苗管理体系方面，采用"四个统一"原则，即"统一组织招标、统一规范采购、统一专业配送、统一纳入监管"。

在疫苗仓储配送方面，采用精心遴选的第三方疫苗仓储企业，从厂家送货、到货入库、存管仓储、疫苗出库、全城配送、接种点交付全程可控，全部透明，且所有资料电子化并全程共享。

在硬件配套方面，使用近2万立方米的大型疫苗专用冷库，全年温度保持在2～8℃，部分保持在低于−20℃[因为大多数疫苗的存储温度都在2～8℃，而口服脊髓灰质炎减毒活疫苗（OPV）则一定要在−20℃的环境下保存]。疫苗配送则采用专用的冷藏车，辅以符合药品经营质量管理规范（GSP）验证标准的专用保温箱，保障城市"最后一公里"的多点冷链疫苗配送需求，为疫苗安全筑起一道"铜墙铁壁"。

在软件应用方面，架设了供应链、订单管理、信息系统、仓储管理、温度监控平台、运输系统等多套管理平台保障实时监控，让硬件系统顺畅运行。而全程追溯系统则在整个软硬件系统中无处不在，全程监控系统内所有疫苗是否合规、是否安全。

在医院接种疫苗时，接种医生只需拿着疫苗，一个简单的扫描追溯码动作，就能立即判断这支疫苗是不是可以正常接种的疫苗。"十年磨一剑"，看似简单的一扫，离不开需求清晰的管理模式、强大的信息系统、专业的运维人员等，多方合一，方能为百姓的用苗安全保驾护航。

《"健康上海2030"规划纲要》指出，完善本市医药采购服务和监管信息系统，建立健全覆盖药品招标、采购、配送、使用全过程的服务和监管机制；完善药品、医疗器械安全全程监管，落实生产企业风险防控责任，完善不良反应（事件）监测和评估体系；完善药品、医疗器械追溯体系和检验检测体系，确保市民用药安全。市疾控中心通过整合市民电子健康档案、接种登记管理信息系统、疫苗物流配送系统等多个系统，建成了上述疫苗追溯管理体系，在全国率先实现覆盖所有疫苗的采购、供应、仓储、物流和接种等全环节、全过程的综合追溯管理。

该举措创造性地打破了疫苗生产企业、物流企业、疾病预防控制中心及接种单位间的壁垒,运用互联网技术与疫苗行业特点深度结合,以疫苗最小包装追溯码为基础,实现了单支疫苗从生产企业到接种单位,再到受种者的全过程追溯闭环。同时,在管理中心掌握全市每日疫苗供应、配送、接种情况,真正意义上实现了对每支疫苗的动态监管,满足人民群众对疫苗安全接种的需要,对全国建设疫苗追溯体系也起到了示范作用。

35 | 防艾"上海发明"走进大凉山腹地

◆ 上海市疾病预防控制中心

"这盒药上一个太阳、一个月亮,后面都是一片药,就是说白天吃一粒药,晚上吃一粒药。这药盒上就一个月亮和一片药,表示这个药晚上吃一粒。"孙美艳护士正通过布拖县人民医院同事的彝语翻译,告知一名艾滋病病人抗病毒治疗药物的服用方法。

贴在药盒上的卡通图标是她的小小"发明",病人看着药盒上表示日夜和药片数量的标记,就直观地明白了自己需要服用药物的时间和剂量。当地彝族老乡因为文化程度低,不认识汉字,经常发生服错药物或者弄错剂量的情况。虽然当地同事采取了一系列措施来解决患者吃错药的问题,比如为患者发放标准剂量药盒、教患者认识简单的汉字等,但效果都不是很明显。"上海医生"发明的卡通图标让几乎所有患者都可以准确服药,目前这一举措已经走出了县人民医院的病房和门诊,推广到整个布拖县的乡镇村组,患者服药错误问题得到有效解决。"上海发明"已经成为"布拖经验",推广到整个凉山州。

四川省凉山彝族自治州布拖县位于大凉山腹地,这片索玛花盛开的高原,是彝族同胞世代聚集的地方。布拖县是国家扶贫开发工作重点县,也是我国艾滋病流行的重点地区,艾滋病防治是布拖县攻坚的特殊难题。按照国家卫生健康委工作部署，2019 年上海市卫生健康委组织市疾病预防控制中心、市妇幼保健中心、市公共卫生临床中心、市健康促进中心和区相关专业机构业务骨干 2 批次共计 16 人赴布拖县开展驻点对口支援艾滋病防治和健康扶贫工作。

县疾控中心是布拖县艾防攻坚的技术总牵头，但是一直面临着人才匮乏、新进人员较多、办公自动化不足和艾滋病防治专业知识有待进一步提升的挑战。如何尽快提高县疾控中心工作人员的专业能力，进而全面提升县级艾防疾控、妇幼、抗病毒治疗三线机构和乡镇卫生院人员的能力？一道道难题摆在了驻点工作队面前。

驻点工作队队长、市疾控中心宁镇主任医师带领赵琬、陈坤、刘效峰和王震宇 4 位上海市、区两级疾控中心艾滋病防治战线的"老法师"迎难而上，建立了"师带徒"的带教培养模式来破解难题。一名"师傅"对口带教一名县疾控的"徒弟"，"师傅"通过帮助梳理县艾防攻坚的任务，明确工作内容，先后设计并讲解传染病报告、艾滋病病例随访管理、艾滋病防治问卷调查工具的应用、考核评估指标解析、疫情分析报告技术等专业课程，让"徒弟"尽快掌握艾防攻坚所需的各种专业知识。通过手把手地带教，不论是数据透视表的使用、函数命令的语法，还是艾滋病专网数据下载后的清理、筛选、匹配，"师傅"们都会耐心细致地一一讲解、一步步演示操作。"徒弟们"从最初碰到函数公式连呼头痛，到后来已经能逐步明白公式的语法，并通过实际操作得到期待的结果，进而为自己的"成就"发出由衷的感叹。通过一年的传帮带，县疾控中心里艾防工作的"明白人"逐渐增加，乡镇工作人员中技术"熟练工"也越来越多，部分县疾控中心的同事已经可以胜任小教员的角色，承担起二级培训的工作。

驻点工作队进而将"师带徒"的培训模式延伸到县妇幼中心和县人民医院艾滋病病毒治疗中心。吴咏梅、周琴、廖玲琴、陈伟、宋炜等队员发挥各自专业优势为布拖县艾滋病母婴阻断、妇女保健、儿童保健和抗病毒治疗工作培养了一批能干的"徒弟"。授人以鱼，不如授人以渔，能为布拖县艾滋病防治工作培养一支"带不走"的队伍，驻点工作队员们为自己的工作成果感到无比自豪。

2019年，上海驻点工作队投身于我国艾滋病防治攻坚最前线，工作队与布拖县各级领导和专业人员并肩奋战，贡献上海智慧、传递上海经验，在布拖县经历了四季轮换，共同面对挑战，共享进步喜悦。

习近平总书记指出："社会主义道路上一个也不能少，全面小康大家一起走。"2020年，上海对口支援驻点工作队将不忘初心，牢记使命，继续用坚定的信念、专业的知识，为凉山州最终打赢艾滋病防治和脱贫攻坚战，为彝族同胞的健康贡献更多力量。

36 | 撸起袖子，申城无偿献血加油干

◆ 上海市血液管理办公室

2019年是《中华人民共和国献血法》《上海市献血条例》实施21周年。据上海市血液管理办公室统计，2019年上海市共有36.05万人次参加无偿献血，共捐献了51.18万人份血液，全市无偿献血总量较1999年的28.7万人份增长了78.7%，基本满足了本市的临床用血需求。

21年来，在上海市委、市政府的领导下，在广大无偿献血者的无私奉献下，在社会各界的大力支持下，本市形成了"政府领导、部门协作、社会参与"的工作运行机制，通过"双轨并行，献供联动"的互动模式，有效保障了临床用血的动态平衡。

在血液募集形式上，自2002年13辆崭新流动献血车驶上街头，到2005年在街头闹市区或人流密集区先后落成的11个爱心献血屋，本市无偿献血工作逐步形成具有上海特色的街头和团体的"双轨制"献血模式。截至2019年底，本市共有9家采供血机构和16家血液管理机构，基本形成了以市血液中心为龙头，中心血站为补充，遍及全市街头主要人流密集区献血点的无偿献血服务网络。其中，固定献血屋30个、流动献血车30辆，全年无休接待广大市民自愿无偿献血，为全市202家医疗机构临床用血服务和安全提供了重要的基础保障。

在临床用血管理上，建立供血预警预告机制，编写《自身输血技术应用导册》，拍摄《自身输血技术推广与应用》教育片，并要求医务处、麻醉科、输血科及相关临床科室开展专题培训。截至 2019 年，全市医疗机构从业人员科学合理用血专题培训已开展 18 场，培训各类医务人员约 2240 人次。第四轮公共卫生三年行动计划——"临床用血一体化管理平台建设"在 2018 年 8 月正式上线运营，2019 年底又新增了献血者及其家庭成员用血费用医疗机构直接减免的模块。该平台联通了本市血液管理信息化的"最后一公里"，完善临床用血的评价体系制度，加强临床用血的精细化管理，简化无偿献血者在用血过程中的审核流程，方便无偿献血者及其家庭成员用血审核。

除了保证日常血液供需平衡外，上海在大型国际会议、重大赛事和突发事件中血液均衡供给的抗风险能力日渐提高。先后完成了 2001 年亚太经合组织 APEC 会议、2006 年上海合作组织峰会、F1 赛车比赛、2007 年中国女足世界杯、上海国际田径黄金大奖赛、世界夏季特奥会、2008 年奥运（上海赛区）足球赛、2010 年世博会、2011 年世泳赛、2014 年亚信峰会、2016 年 G20 峰会、第九届全球健康促进大会，以及两届中国国际进口博览会等大型国际会议和重大赛事的备血等医疗用血保障任务；先后在 2008 年暴雪灾害、汶川特大地震，2009 年全球金融风暴以及我国社会经济发展模式转型、企业转制期间血液保障等自然灾害或突发事件中有突出表现，在积极应对各种挑战、完成重大保障任务、为特大型和超大型城市无偿献血与临床供血均衡持续发展积累了经验。

此外，本市正在积极推进长三角地区跨省血液信息互通共享工作，借助大数据云平台，从血液工作机制上进一步保障了临床用血安全。目前已实现在一地确诊 HIV 阳性跨省献血的拦截功能，通过三省一市采供血机构的信息共享，在献血之前，首先会通过 HIV 确认阳性的数据库进行核查，将以往需要献血后进行检测才能发现的 HIV 阳性献血者，前置至通过信息核查进行拦截，且为保护献血者的隐私，不宜献血的信息会被"脱敏"处理。与此同时，沪苏两地签署的《血液信息共享项目合作协议》还明确推进两地跨省血液信息互通共享，共同屏蔽献血间隔期内的献血者，实现跨省献血应急联动,并试点沪苏异地用血报销。

随着本市医药卫生体制改革向纵深发展,本市临床用血需求逐年攀升,挑战和机遇并存。上海无偿献血工作将继续遵循无偿献血事业发展的内在规律,围绕保障城市公共卫生安全和人民生命健康的中心任务,以血液保障体系建设作为抓手,对标建设亚洲一流医疗中心城市的要求,着力解决超大型城市血液供应在结构上不平衡、季节性不充分的问题,努力推进本市无偿献血工作,保障血液质量安全和临床供应,为助力《健康上海行动(2019—2020年)》做出应有的贡献。

37 分类救护改革,急救反应时间短了

◆ 上海市医疗急救中心

"小朋友们,你们知道叫救护车救人拨打什么号码吗?""120!""出院回家叫救护车呢?""962120!"这是2018年夏天,上海一所中学进行院前急救科普活动时,初中生们的回答。自2018年4月19日上海开通"962120"康复出院专线后,短短几个月内,这个陌生的号码已经同"120"一样深入市民心中。

上海市医疗急救中心始建于1950年,已有70年的发展历史。作为全国机构规模、业务总量最大的医疗急救机构,中心一直以来的努力与奋斗,得到了各级政府和社会各界的高度认可,荣获"全国文明单位"称号。但荣誉的背后,是日常市民急救服务与城市安全保障任务的巨大压力:急救平均反应时间居高不下,尤其是随着城市人口老龄化水平与生活质量的不断提高,送患者回家服务的业务量也日益增多,占总业务量的15%~20%。中心从群众需求出发,一直承担着非紧急救护的"编外任务",导致本就短缺的院前急救资源在利用和周转上出现了严重问题——急救运行受到干扰,平均反应时间延长,一直处于15~16分钟且难以下降的状态;非急救业务与急救调派混行,缺乏系统、科学的调派制度,市民

等车少则一两个小时，多则五六个小时，供需矛盾突出，社会反应强烈。

院前急救不仅要护佑生命，还要造福于民。上海市医疗急救中心以改善市民最为关心与实际需求度最高的"院前急救反应时间"为目标，积极落实市政府《关于深化本市院前急救体系改革与发展的指导意见》，进一步梳理院前急救概念与定位，创新实施"分类救护"的深化医改措施，突破性地开通了"962120"康复出院专线，有效提高了院前急救资源的利用率与服务的实效性，让老百姓真真切切地感受到健康上海建设所带来的实惠与便利。

首先，中心紧紧抓住老百姓体验度和获得感这个核心，以创新分类救护模式为切入点，以减少急救反应时间为目标，在地方立法的支持下进行改革调研，充分听取社会各界意见，进一步界定急救、非急救概念，细化院前急救业务分类，根据市民需求与实际业务开展情况，将服务类型分为急救、转院、送回家三类。再根据分类救护的需求，设置急救车、转院车和出院护送车，人员上分别配置急救医生、转院护士和急救员，以确保有限的急救资源，尤其是急救医生资源能够最大限度地用于急救服务。

为彻底解决非急救业务挤占有限急救资源的老大难问题，从 2018 年 4 月 19 日起，上海正式开通"962120"康复出院专线，分流非急救病人，保障"120"急救电话畅通与急救病人的有效救治。在医院获得有效救治后仍行动不便，但遵医嘱可以回家或去养老院、敬老院等机构的病人，可拨打服务专线获取接送服务，"120"将不再受理非紧急类事件报警。康复出院的病人或家属需提前一天进行电话预约，预约系统会在提供服务前通过短信告知，以便预约者做好出院准备。

为有效做好分类救护的实施，中心以"962120"康复专线开通为契机，充分开展分类救护宣传，印制了大量《"962120"专线与微信平台服务指南》分发给就医群众。市卫生健康委主任邬惊雷赴上海人民广播电台 990 千赫"市民与社会"节目做专门介绍，让"962120"这个便民利民的号码走进了千家万户。

"962120"专线开通后，分类救护得到了彻底实施，紧急与非紧急业务剥离，互不干扰。"送回家"预约服务能明确救护车到达时段，大大减少了患者等待时间，有利于救护车调度和病家提前准备。分类救护还大大提高了急救资源的使用效率，快速而又有效地缩短了"急救平均反应时间"。短短2个月，中心城区"120"急救反应时间下降至12～13分钟。目前急救平均反应时间维持在12分钟以内，达到历史最佳水平，基本完成"十三五"规划目标。

随着"962120"的开通，分类救护、急救为先的理念已深入人心，广大市民能清楚地区分急救电话是"120"，而"送回家"电话是"962120"。目前拨打呼叫"送回家"服务的来电中，直接拨打"962120"的占98%以上。开通"962120"专线后，院前急救信访数量较开通前环比下降近40%，市民满意度提高到98%以上。

38 | 打造健康教育与健康促进"上海模式"

◆ 上海市健康促进中心

"12320"，一根健康热线始终传递"上海温度"；"天花板下全面禁烟"，"无烟上海"迈入社会共治新时代；"上海市健康大讲堂"，一年四季为万千市民带来健康盛宴……在上海，时时刻刻可以感受到，健康是这座城市永恒的主题。2019年出台的《健康上海行动（2019—2030年）》，全方位打造健康之城——"健康入万策，知行每一刻"，正是上海健康教育与健康促进工作的出发点与落脚点。

从"敲锣打鼓"到"立项评估"，从"以疾病为中心"到"以全民健康为目标"，上海健康教育与健康促进工作历经60余年华丽转身与层层蜕变，成立全国首个省级健康促进中心，通过围绕一个"健康中心"、编织一张"健康网络"、建立一支"健康队伍"、培育一组"健康细胞"、构筑一群"健康品牌"，"五个一"打造健康教育与健康促进的"上海模式"，树立典范，引领全国。

上海健康教育与健康促进体系的发端，可追溯至1959年筹建的上海市卫生教育馆，当时共有职工 37 人，围绕除害灭病的爱国卫生运动开展卫生宣传教育。1990 年更名为上海市健康教育所，成为世界卫生组织合作中心，参与世界银行卫Ⅶ项目。从"血吸虫病"到"甲肝"，从"非典"到"甲流"，上海健康教育与健康促进工作在传染病防控与突发公共卫生事件中的作用日益突显。2016 年，上海市健康教育所与上海人口和计划生育宣传教育中心合并，成立上海市健康促进中心（上海市卫生健康公益咨询服务中心），共批复正式编制 192 人、非编 60 人，进一步扩大规模、健全机制、规范管理、汇聚人才，以健康上海建设为高度，以"健康融入万策"为广度，以"全民健康素养"为深度，围绕一个"健康中心"，上海健康教育与健康促进事业进入全新时代。

以上海市健康促进中心为引领，各区建立相对独立的健康教育与健康促进专业部门，形成工作机制顺畅的市区两级网络。同时，以专业机构为主心骨，以医疗机构、公共卫生机构为主阵地，以"12320"卫生热线及学校、机关、社区、企事业单位为延伸，实现健康教育与健康促进工作网络制度化、系统化和常态化管理，多层次推进，编织一张"健康网络"，开创全行业管理和社会化管理相结合的全新模式。同时，上海不断加强健康教育与健康促进骨干队伍与能力建设，持续开展分级分类人员培训，并发挥全市 2.3 万余名健康促进志愿者作用，建立一支"健康队伍"，为上海健康教育与健康促进充实全新力量。

上海充分发挥政府主导作用、创新探索社会共治模式，以"科学有效执法 + 综合媒体倡导"实现"天花板下全面禁烟"，为全国控烟工作提供"上海蓝本"，上海市人民政府被世界卫生组织授予"世界无烟日奖"。同时，大力推进健康促进区与五类健康场所建设，目前上海健康促进区建设比例达 75%，已建成 405 家健康促进学校、175 家健康促进医院、184 家健康促进机关、123 家健康促进企业和 619 个健康促进社区，建设 18 万余个健康家庭。截至 2019 年底，全市共有上海市无烟单位 2401 家。通过多部门合作，培育一组"健康细胞"，让"个人是健康第一责任人"成为全社会普及的全新理念。

近年来，上海创新建立多个健康科普平台，开展各类健康宣传活动，致力打造健康传播品牌群。"健康上海12320"微信、微博及涵盖系统内100多家单位的微信矩阵、《上海大众卫生报》、IPTV健康频道、12320热线服务网、健康上海抖音号、市健促中心科普基地等,线上线下紧密融合;同时,举办各类健康讲座15万多场,其中"上海市健康大讲堂"覆盖全市各大场所及各类人群,受众达千万人次。通过多元化融合,打造一群"健康品牌",创造健康"人人参与、人人建设、人人共享"的全新生态。

"五个一"打造健康教育与健康促进的"上海模式",不断提升全民健康素养。2019年,上海市民总体健康素养水平达32.31%,上海成人吸烟率为19.7%,健康指标全国领先!以《健康上海行动(2019—2030年)》的18项行动100条举措为全面纲领,上海将继续坚持"大健康"理念,构建"大健康"格局,关注"生命全周期",聚焦"健康全过程",不断完善体系建设,持续推动全民参与,昂首阔步迈向健康上海!

39 │ 线上有朵高效联通的"健康云"

◆ 万达信息股份有限公司

70岁的王阿姨有20多年的高血压病史,近几个月来血压一直得不到有效控制,还伴有头晕、腿软等不适症状。知道家门口新开了"智慧健康驿站",抱着试试的心态,王阿姨在驿站内进行了自助体检,通过"健康云"APP查看了自己的检测数据,并在线签约了家庭医生张医生。在张医生的管理下,王阿姨的不适症状逐渐好转。

"真是太感谢了,要是没有您,我的血压也不会控制得这么好!"王阿姨不停地向张医生表示感谢。"不客气,这是我的职责。也感谢'健康云'让我们相遇,这朵'云'不仅让居民有效管理自己的体检报告和就诊记录,还能帮助我们家庭医生为居民实施精准筛查,发现并发症风险,为医生和居民都提供了便捷。"张医生笑着说。

张医生口中的这朵"健康云",是由上海市卫生健康委与万达信息股份有限公司战略合作建设的"健康云"平台，也是全国首个政企合作创新共建的健康管理"云平台"。"健康云"平台依托"上海市健康信息网"工程的大数据资源（全球最大的单一区域医疗信息平台），面向市民、家庭医生、临床医生和公共卫生业务管理等人员，提供"健康一门入、预约一键通、服务一站式"的互联网＋医疗健康服务。如今，"健康云"已开通预约挂号、健康档案、亲情账户等多项便民服务，可基本满足全人群的日常健康需求和医疗服务需求。依托2019年上海市政府实事项目——"智慧健康驿站建设项目"，"健康云"将健康管理下沉到社区站点，打通了线下面向市民的"最后一公里"，有效缓解市民看病难的困境。

和王阿姨一样，家住在杨浦区的严老伯也感受颇深。"我这老腿，每次去社区卫生服务中心测血糖都是劳师动众，现在方便了，家门口就能检测，真的很不错。"严老伯欣慰地说道。

当前，上海的卫生与健康工作正由"以治病为中心"向"以健康为中心"转变。对大部分上海市民来说，重要的是如何能够省时省力、便捷高效地管理自己的健康。现在，线下有智能便捷的健康屋；线上有高效联通的"健康云"。通过家庭医生签约服务，实现对健康的自我管理和预防；依托云端医疗资源整合，在家门口就能享受二、三级医院的优质资源；利用云端技术再造就诊环节，解决"看病难"问题中候诊和缴费时间长的主要症结……居民就诊体验变得更加舒适、便利。

截至2020年5月底，"健康云"注册居民账户达1923万，注册医生账户3.5万。线下部署的3810套物联网健康监测设备，已累计将248万人次的体征电子数据汇聚到"健康云"，并向174万体征异常人群推送服务信息，用于临床参考和慢病随访依据。同时，筛查出的糖尿病前期人数为4.52万（占比12%）、糖尿病患者3.97万人（占比11%）；并发症筛查工作已覆盖25.29万人，筛查出病变总人数为16.01万。按照卫生经济学统计，通过早发现、社区管理和"健康云"服务，每年可节省9亿元左右的医疗费用支出，在一定程度上减轻了社会和居民个人的压力。

"健康云"一直在致力于探索解决和突破居民的健康"痛点"，为公共健康服务注入全新内涵。除服务内容涉及基础服务、应用服务和嵌入服务

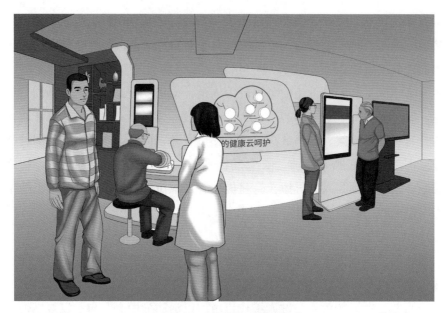

▲ 线上有朵高效联通的"健康云"

三大类 28 项外，还通过政府购买服务、社会资源引入等方式，整合社会健康管理机构的资源，增加公共健康服务项目，逐步鼓励居民从被动的线下挂号看诊，向自主选择互联网＋健康的线上医疗服务转变。

目前，上海"健康云"已被纳入《健康上海行动（2019—2030 年）》，未来将深化健康服务信息互联互通互认，促进人工智能技术应用，助力上海及长三角地区人人享有一站式、精准化的健康教育、健康管理和健康服务，同时为全国提供借鉴，成为健康管理的示范样板。

40 ┊ "空中医疗专家"争分夺秒挽救生命

◆ 上海九天公益基金会

2017 年 8 月 8 日晚，从日本北海道至上海的 MU284 航班上，空中医疗专家、上海交通大学医学院附属第九人民医院口腔综合科主治医师廖骞突然被乘务员从睡梦中叫醒。当时，飞机上有一名 11 岁的小男孩突然出现头晕、胸闷、呼吸困难、心跳加速。廖骞医师当即对孩子查体问诊，并向家属询问既往病史，初步判断是游玩劳累加上密闭环境等原因导致的突发不适。廖骞医师采取了面罩吸氧等一系列应急措施，并密切观察情况变化。不一会儿，小男孩的症状有所缓解。考虑飞机即将降落，他不忘嘱咐家属落地后马上带孩子去医院就诊，一次空中医疗援助圆满结束。

整个救助过程没有用广播吵醒其他沉睡的旅客，也没有施救无方的紧张焦虑，因为在上机时，空乘人员已经通过后台系统识别出廖骞医生的空中医疗专家身份，并安排好座位，可以在飞行中第一时间帮助突发疾病的乘客。因此，尽管事发突然，乘务员和医疗专家仍可以在紧张的救助过程中默契配合，空中医疗专家在悄然中履行了职责。

"空中医疗救援"听上去是小概率事件，但根据《新英格兰医学杂志》公布的数据看，全世界每年约发生 4.4 万例航空紧急医疗事件。目前，民航班机上出现旅客突发身体问题，一般都只能依赖空乘人员简单的救助或者恰好机上有同行的从医乘客，但这远远不能满足乘客日益增多、出现身体问题概率变大的实际需求。

为更好地为广大旅客服务，2017 年 4 月 18 日，上海九天公益基金会下设的上海医师志愿者联盟与东方航空公司启动"空中医疗专家"项目，建起一支首批 120 多人的空中医疗专家队伍。东航乘务人员在执行航班任务时，能够通过系统自主识别、联络航班上的医疗专家，在旅客突发健康问题时，为挽救生命争取黄金时间。该项目是我国民航业内提升旅客紧急救助水平的首创，也是大型央企与上海医疗公益组织跨行业合作的有益尝试。

通过既定程序选取的"空中医疗专家"必须是具有医疗资质的专业人员，同时进行相应的专业分类并建立档案库，便于快速识别和展开救治。项目实施以来，专家们共在东航航班出行、值班 12 814 人次，进行医疗援助 24 次，包括在国际航班上救助外国旅客、在机场急救划伤的乘客、为呕血的患者提供紧急援助等，受到社会各界的普遍赞誉。

为规范机上急救标准，上海九天公益基金会与东航策划了《空中医疗急救手册》(以下简称"急救手册")的编写工作。经过 50 多名医疗专家一年的共同研究,在"空中医疗专家"项目一周年之际,《急救手册》成功发布并广受社会各界关注,当时有 60 多家中央和地方媒体发布了 70 篇相关报道。《急救手册》的发布开创行业之先河,标志着中国民航空中急救事业迈入一个新的发展阶段。一方面可以帮助广大旅客提升乘机医疗防护知识,另一方面能更有效地提高机上的救助效率。项目组还定期组织医疗专家对东航一线空乘人员进行了 8 次急救技能培训,收到了良好的效果。

"空中医疗专家"项目在空中医疗救援领域的有益尝试,被列入 2019 年全国政协会议的正式提案。在项目的实施和推广中,团队成员也由最初的 129 名增至目前的 791 名,极大地增添了新鲜血液,更显示了该项目的蓬勃生命力。该项目先后荣获 2018 年首届"奉献杯"上海青年志愿服务项目大赛铜奖、"澎湃·2018 年度责任践行榜年度社会创新案例"奖。

今后,上海九天公益基金会将继续携手东方航空,继续研究和完善"空中医疗专家"项目运行模式,用专业的力量保障万米高空的旅客平安,共同打造上海医疗公益服务品牌,以此造福更多的乘客和社会民众,为建设更加完善的航空医疗安全体系做出积极的贡献。

41 | 国家级非遗"易筋经导引法"传习 80 万人

◆ 上海传承导引医学研究所

如果有这样一种锻炼形式,不受场地和时间限制,还可以缓解身心疲劳,你愿意尝试吗?"易筋经导引法"以此优势,掀起了一股发扬中医智慧、强身健体的热潮。作为第四批国家级非物质文化遗产,"易筋经导引法"的每一势都针对性地疏导人体一条经筋,濡养相应的经络和脏腑,不仅适合普通人练习,还被应用于帕金森病、脊柱相关疾病等疾病的预防与治疗,以及智残、肢残人士的康复训练。

近年来,在"易筋经导引法"代表性传承人严蔚冰的带领下,"易筋经导引法"以健康科普、防治未病的形式服务社区,以文化专业课、大课间健身的形式落地校园，以专病治疗、慢病康复为患者带去福音，累计传习人数超过 80 万。

严蔚冰积极探索"易筋经导引法"在临床医疗上的应用，通过与上海交通大学医学院附属瑞金医院功能神经外科合作，将中医导引应用于帕金森病的治疗与康复，参与编写《帕金森病导引康复法》《帕金森病康复指南》等书籍。此外，他还与上海市第六人民医院创伤骨科合作，将"易筋经导引法"应用于骨伤预防与康复；与上海市中医药研究院中医肿瘤研究所、上海中医药大学附属龙华医院肿瘤六科联合开展肺肿瘤导引康复研究；在上海市残联指导下，将"易筋经导引法"应用于智残、肢残人士康复，并起到积极效果。2018 年，"易筋经导引法"被纳入中华中医药学会适宜技术国际推广合作共同体首批推广项目，此前已在捷克赫拉德茨—克拉洛韦大学医院中医中心、迪拜海上中医中心落地开展。

除了临床医疗上的应用，"易筋经导引法"还积极开展"非遗健康在社区"项目。经过多年传习，黄浦、虹口、杨浦、浦东、宝山、徐汇、闵行、金山、奉贤、崇明等 10 个区开展导引法习练，受益人数超过 60 万。目前累计培养社区非遗辅导员 618 名，建立非遗社区传习点 104 个，与街道签约"非遗在社区"项目 3 个，并在虹口区曲阳路街道、浦东新区金杨新村街道、浦东新区周家渡街道进行辖区覆盖传习教学，与上海开放大学合作录制的微课程《易筋经导引法》还被纳入"中华优秀传统文化进社区"配送资源。

"易筋经导引法"不仅把中医导引带入社区，还在学校积极推广，以增强学生体质。10 年来，"易筋经导引法"在全国 73 所大、中、小学及乡村希望小学进行了"非遗健康传习"，覆盖沪、陕、甘、宁、青、川、黔等 10 余个省市，惠及师生 10 万余人。上海市徐汇区中国中学、闵行区梅陇中学作为非遗传习基地，不但全校师生每日习练，还充分带动周边学校开展"非遗健康传习"。

在教育部体育卫生与艺术教育司主办的 2019《传承的力量——学校体育艺术教育弘扬中华优秀传统文化成果展示活动》系列节目中，严蔚冰、严石卿、严正易三代非遗传承人与来自 4 个省市的 1000 余名师生共同记录了"非遗健康在校园"的情景；在 2020 年《传承的力量》青少年居家抗疫专题节目中，来自湖北等地的师生展示了在家自行或带领家人共同习练"易筋经导引法"的画面，丰富了居家抗疫的科学健身形式。

这些年，"易筋经导引法"在上海乃至全国的影响力渐渐增强。无论在 2010 年上海世博会、第二届中国—中东欧国家卫生部长论坛、第九届全球健康促进大会，还是连续 3 年的"中医中药中国行"启动仪式上，"易筋经导引法"逐渐成为健康上海的文化名片。在抗击新冠肺炎疫情期间，严蔚冰团队整理"非遗导引防疫方（三则）"，通过 CCTV《中华医药 抗击疫情》特别节目、新华网等多家媒体报道宣传，观看人数超过百万人次。

"中医药促进健康行动"是《健康上海行动（2019—2030 年）》18 项行动之一，提出深化中医药传承创新。以严蔚冰为代表的"易筋经导引法"，以"传承精华，守正创新"为服务目标，推动中医特色技术的全面继承和临床转化应用，传承非遗、传递健康、服务社会，让中医药特色助力健康上海建设。

42 ｜ 全民齐参与，健康我做主

◆ 浦东新区健康促进委员会办公室
◆ 宝山区健康促进委员会办公室
◆ 静安区健康促进委员会办公室

"早饭是豆浆和 2 个肉包子，中午一碗排骨面，晚上烧了番茄炒蛋、茄子……"在浦东新区金桥镇张桥居委活动室，20 多位健康自我管理小组的居民正在进行"饮食健康"主题活动。小组成员张阿姨和大家交流前一天吃了哪些食物，然后由营养师请其他小组成员点评。"白天蔬菜吃太少了。""水果也不够呢。""最好再吃一点坚果！"大家纷纷给张阿姨的饮食结构提出建议。

社会动员、医患合作、同伴互助、自我管理，在上海市健康促进委员会的组织实施下，上海的健康自我管理小组走出一条独具特色的道路。从2007年开始，上海率先在全国开展居民健康自我管理小组项目，从慢性病自我管理入手，旨在提高居民健康意识、健康素养与自我管理能力，并借助清晰优化的技术路线、内容规范的课程教育和形式多样的技能体验，吸引越来越多的人参与，逐步在全市所有社区推广，有效预防和管理疾病，形成科学健康的生活和行为方式。健康自我管理小组的参与者以患有慢性病的中老年人为主，立足健康生活方式推广和疾病管理两大支点，对接社区慢性病人群的健康需求，同时将健康自管小组作为社区健康促进的群众性组织和平台，确保覆盖全市所有居村委。

一方面，上海的健康自我管理小组建设深入社区和工作场所，充分调动与健康密切相关的文体团队、组织机构和工作场所参与市民健康自我管理活动的积极性。另一方面，上海的健康自我管理小组依托各级健康促进部门、各级专业机构和相关专业院校的技术支持，对小组和健康场所建设加强过程管理，组织督导评估，制定完善健康自我管理小组示范建设标准及小组活动的规范管理要求，并注重加强小组指导医生、组长、社区卫生干部和场所专兼职健康促进管理人员等核心力量的能力建设。

经过十几年持续推广，健康自我管理小组得到迅速发展。截至2019年底，全市累计建有居民健康自我管理小组3.43万余个，60.6万人参与活动，覆盖全市100%居村委。世界卫生组织对健康城市建设的"上海经验"总结为"群众参与，健康之道"，归根到底就是一句话：每个人都是自己健康的第一责任人。

近年来，上海市民健康自我管理小组已形成一系列特色做法。例如，征集和推广人群健康促进适宜技术及优秀小组活动设计方案，在膳食营养、运动健身、心理健康、中医养生保健、疾病预防与管理等领域，深入挖掘、梳理和总结小组中现有的各类简便易行、科学有效的人群健康促进适宜技术，并通过组员的传承和演示，在社区居民中广泛推广使用。鼓励健康自我管理小组创新活动的形式和内容，遴选出兼具科学性、互动性、趣味性，聚焦实操技能及意识行为改变的优秀小组活动方案。同时，不断提升小组辐射居民的能力，鼓励组员以志愿者身份投身健康生

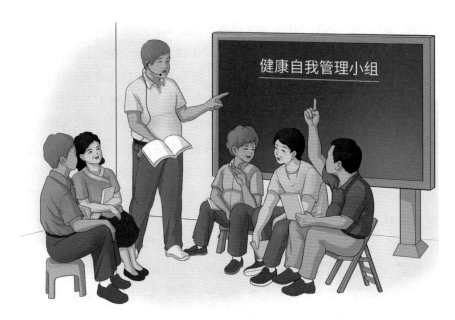

▲ 全民齐参与，健康我做主

活方式宣导、慢性病管理与防控、传统爱国卫生等社区健康公益活动，增强小组及组员在社区健康促进工作中的影响力。以社区健康公益活动为纽带，通过小组组员的现身说法、示范演示、口口相传、结对帮扶，向家人、邻居有效传播健康的意识、理念和技能，扩大健康自我管理活动的受益人群范围。

同时，各区也都能结合区域特点，在健康自我管理小组培育和创建过程中呈现自身亮点。例如，宝山区每年设计印制《宝山区健康自我管理小组指导手册》，设计四大系列共20堂课程，为小组提供菜单式服务；浦东新区为更好开展指导管理，在全市率先开展"星级小组"分层管理模式，在技术指导力量配备、支持工具和学习资料发放、年度评选奖励等方面向高等级及优秀小组倾斜；静安区寓教于乐，通过开展健康微讲座、趣味运动、中医小技能、公益活动等，提升小组活动的针对性、有效性、趣味性，促进组员更好参与和融入……

《健康上海行动（2019—2030年）》明确指出，大力推进居民健康自我管理，增强公众个人健康主体责任意识，加强居民健康自我管理小组建设，不断扩大居民健康自我管理活动的覆盖范围和受益人群，推进健康自我管理活动多元化、规范化发展，至 2022 年和 2030 年，参与健康自我管理小组的人数分别达到 85 万人和 120 万人。未来的健康上海，要让所有上海市民都懂得："阿拉要做健康的主人！"

43 | 医联体打通惠民医疗最后一公里

◆上海市黄浦区卫生健康委员会

"小病在社区，大病上大医院，康复再回社区，阿拉在家门口就能享受到优质的医疗服务！"家住黄浦区的居民深有体会。近年来，黄浦区两大医联体一体发展、"两翼齐飞"，通过三甲医院优质资源下沉，不断丰富医联体建设内涵，初步形成"强基层，补短板，双提升"的工作局面，以资源共享打通惠民医疗最后一公里。

作为医联体建设的先行者，早在 1999 年，黄浦区大胆创新、先行先试，将卢湾区中心医院与瑞金医院合作，开创了全国卫生体制改革的先河。在不断积累经验的基础上，黄浦区在 2011 年和 2012 年分别与瑞金医院、第九人民医院先后组建"瑞金—卢湾"（西片区）和"九院—黄浦"（东片区）两个区域医疗联合体，对区域内的医疗布局做出全新的尝试，在区域内逐步建立起更为优质、高效、有序的就医模式。

经过多年探索，黄浦区确立了"以医联体建设为载体、信息一体化为纽带、服务能力同质化为目标"的工作主线，同步推进东、西片区两大医联体建设，通过体制机制创新，积极打造紧密型医联体，将三甲医院知名专家通过名医工作室的形式入驻社区，推进学科一体化、慢病管理一体化、人才培养一体化、康复三级网络建设等，大幅提升区域医疗卫生服务能力。

为方便百姓就近看病，黄浦区依托辖区内丰富的优质医疗资源，两大医联体均以三甲医院为牵头单位，区域内二甲综合医院为核心单位，社区卫生服务中心为成员单位，部分专科医院为补充，涵盖了区域内大部分公立医疗机构,覆盖医疗机构总数达 17 家。同时,两大医联体均成立理事会,由区政府主要领导亲自挂帅,明确组织构架、职责分工和各成员单位的功能定位,使居民在家门口就能获得连贯的优质医疗服务。

如何缓解居民就医难问题?黄浦区在医联体内实行分工协作机制,建立医疗质量同质化管理制度,形成双向转诊的标准和程序,委属各二级医疗机构对社区转诊签约居民优先提供服务,开放所有专家门诊 50% 的号源和提前 50% 预约时间,优先安排病房住院,对社区转诊的急危重症签约患者开放绿色通道,有效推进分级诊疗。

三级医院专家资源的下沉,明显带动了区域内二级医院、社区卫生服务中心医疗水平提升。目前,瑞金医院有 21 名专家在卢湾分院开设专家门诊,九院有 18 名专家在黄浦分院开设专家门诊,医联体内已成立"名医工作室"8 家。根据社区临床需求,多家医联体成员单位派驻高年资、高职称专家 1 万余人次,以"全—专"联合门诊形式下沉社区,通过双向转诊、门诊带教、专家查房、专家讲课等形式,提供慢病随访、用药指导及健康教育,指导全科医师规范化慢病管理。同时,通过名医工作室、护理工作室、重点学科建设等形式,培养基层卫生人才,全面带动基层医疗机构服务能力的提升。下一步,黄浦区还将探索三、二级医院部分重点学科整合管理、一体化运作的全新模式,升级区域医疗能力,促进科教研全面发展。

为实现医联体信息互联互通,"瑞金—卢湾"医联体区域影像中心、检验中心和心电中心等"三中心"已建设落地,辐射医联体内二级医疗机构和社区卫生服务中心,提供 24 小时服务,既提高了诊断水平,也实现了医联体内部检验检查结果互认;"九院—黄浦"医联体影像中心已落地,检验和心电中心建设也在稳步推进中,医联体各成员单位可通过信息平台共享医疗信息数据。目前,黄浦区正在打造与三级医院协同的医联体信息化平台,在更大范围内实现医联体管理、诊疗数据共享等资源和数据的整合运用。

《健康上海行动(2019—2030 年)》提出,至 2022 年,建设与发展一批布局合理、标准统一、定位清晰的区域医疗中心,成为本市分级诊疗体系的中坚力量和区域医联体的核心;至 2030 年,形成较完备的区域医疗中心布局和服务体系模式。未来，更多像黄浦区医联体一样的区域医联体将建设完成，形成多层次、多样化的整合型医疗服务体系，促进就医秩序更加合理，分级诊疗制度更加完善，提升市民的医疗服务获得感和满意度。

44 ｜ "康健驿站"，家门口的健康守护者

◆ 上海市静安区卫生健康委员会
◆ 静安区地区工作办公室
◆ 静安区体育局

"赵阿姨，侬血压有点高，需要尽快到医院做进一步检查，不要拖哦！"位于静安区平顺路 550 弄 12 号的社区 "康健驿站" 每天早上一开门，便迎来不少居民。在这里，居民只需要刷身份证，便可以自测健康状况，不仅可以当场拿到报告单，还能得到健康咨询师的专业建议。

近年来，静安区相关部门联动协作，以社区为载体，大力推进 "康健工程"，在全区设立 "康健驿站"，为社区居民提供功能丰富、形式多元的健康管理服务。与之配套的还有全市首辆 "社区健康直通车"，这辆特制的大巴上有多套先进健康自测设备，定期驶入各小区为居民服务，成为 "移动的体检中心"。

65 岁的樊阿姨在万荣路上的大宁街道 "康健驿站" 完成了血糖、血压、肺功能、骨密度、心电图、动脉硬化、中医体质评估等一系列健康检测。健康咨询师耐心地向樊阿姨解读写满数据的报告单："您的 BMI 指数 28.3，正常范围在 18.5 ～ 23.9，您的当务之急就是要控制体重，进行适量运动并控制饮食；这个左、右侧脉搏波传导速度，反映您的动脉硬化程度，您现在指标超过 3000 了，要注意预防心血管疾病。"

像这样的 "康健驿站" 服务中心，目前在静安区彭浦新村、临汾路、宝山路、大宁路、曹家渡等街道都可以找到，所有健康检测设备均可独立使用，居民可挑选想做的项目，刷证件后，即可进行检测；中心还配备了

健康咨询师，根据居民的自测数据，提出健康建议，为需要到医院进一步诊疗的居民提供导诊服务，从而实现疾病预防关口前移。

家住临汾街道的朱阿姨已经多次到"康健驿站"体检："我身体上的小毛小病不少，平时不太注意，有了这里的健康检测，我按照医生的叮嘱多锻炼身体、健康饮食，现在感觉好多了。"除了健康自测和专业提醒，"康健驿站"服务中心还定期组织周边三甲医院专家到社区开设义诊和讲座，为居民传授防病知识、答疑解惑，居民不用排队便可享受更多优质的健康服务。

不久前，彭浦新村街道"康健驿站"率先引入一台高科技设备——平安智慧医疗智能眼部 OCT 筛查系统。"阿姨，您的右眼有黄斑前膜，建议马上到眼科检查。"65 岁的王阿姨坐在机器一侧，对准额头，机器来回"对焦"后进行了智能扫描，不到 3 分钟就出了报告。

这台平安智慧医疗智能眼部 OCT 筛查系统将 OCT 眼底检查和 AI 病灶筛查结合，能够识别绝大多数常见眼底病灶，已覆盖青光眼、糖尿病视网膜病变等 18 种不同的眼病。随着平安智慧医疗的智能眼科筛查云上线，还将形成从"康健驿站"、基层医疗机构到三级医院的分级诊疗模式。该设备在社区运行以来，已发现多例眼底病变患者，这些由"AI"认定的可疑报告由上海市第十人民医院的医生进行复核和解读，并给出专业建议。

《健康上海行动（2019—2030 年）》明确"健康优先、预防为主、共建共享"的基本原则，在老龄化程度较高的静安区，区委、区政府把"康健工程"作为重点工程大力推进实施。建在家门口的"康健驿站"，通过政府主导、专业管理，使健康管理下沉社区，为居民提供了便捷的健康检测途径，并为其搭建了获取健康知识、增进防病技能的平台，同时有助于推进社区志愿者服务培育，全市唯一的"社区健康直通车"更是把便捷的健康管理送进功能社区和各类场所。静安区还联合复旦大学、交通大学等高校，为社区志愿者免费开展健康管理师、公共营养师、心理咨询师等"社区三师"培训，目前已培训 500 余人。培训后的"社区三师"积极融入"康健工程"，助力社区家庭医生，传播科学健康知识，传授健康自我管理技能，提升居民疾病预防能力，形成全市首创的健康管理"静安模式"。

《健康上海行动（2019—2030 年）》倡导"每个人是自己健康第一责任

人"的理念,"康健驿站"开了一个好头。未来期待更多的社区构建具有区域特色的健康驿站,将科技赋能与社区健康服务相结合,将健康自我管理与专业指导相结合,积极促进每个人做自己的健康主人!

45 | 生死教育:"爱在临别时分"

◆上海市静安区临汾路街道社区卫生服务中心

"这个地方是生命的驿站,也是人生的最后一站。在这里走得没有痛苦,然后重新再上路,生命就是一个循环。"朱先生的老母亲在安宁病房去世后,朱先生有感而发,写下"生命驿站"四个字,送到临汾路街道社区卫生服务中心安宁病房的医护团队手中。作为上海首家开设安宁疗护的社区医疗机构,临汾路街道社区卫生服务中心主要收治生命期在3个月以内的疾病终末期患者。经历了探索起步、逐步发展和深化拓展三个阶段,中心从只有4张安宁疗护床位,发展至今有26张床位。

张女士一年多前送走了心爱的丈夫,从丈夫确诊晚期癌症时的悲痛恐惧,到生命最后阶段的温暖惜别,回忆起在安宁病房的3个月,张阿姨欣慰地说:"他走的时候很安稳,还有医生、护士、社工、志愿者们对他的关心,大家还给我们庆祝了结婚41周年纪念日。我很感谢能有安宁病房,让他有尊严地离开。"让逝者善终、生者善别是安宁疗护服务的目标。中心在不断探索安宁疗护服务模式的同时,也关注生死教育。

"爱在临别时分"是临汾路街道社区卫生服务中心经过多年实践,总结归纳出的生死教育服务模式。依托安宁疗护平台,总结实践经验,整合社会各界资源,创新"全生命周期覆盖、全社会动员、全专业参与、全方位干预"的"四全"生死教育模式。一方面针对患者和家属开展哀伤辅导、树立健康生死观等死亡教育,另一方面归纳出针对不同年龄人群的生死教育服务形式,有效塑造合理生死观的生死教育课程和活动模式。

"我觉得死亡是白色的,就像这张卡片上的空白。今天我服务的那对银婚夫妻带给我很大的震撼：40年前，他们结婚时的婚纱是白色的，如今他们走到现在还是相互扶持着，让我感受到也许死亡对他们来说，和40年前一样，依然是圣洁的白色。"一位15岁的青少年志愿者在完成服务后写下了这段感悟。中心采用"死亡故事绘本演绎＋安宁志愿服务体验"的方式，引导儿童青少年认知生命的有限，同时也体会爱的力量。

针对青年人，中心采用"生死对话讲座＋生死之地探访"的方式引发青年人对死亡议题的思考。"受到中国传统文化的熏陶，我内心是避讳死亡的，今天3位老师的分享让我有了新的思考。假如到了生命的最后一刻，我该如何去度过？如果患者到了生命的最后一刻，我该怎样去照护？"一位参与讲座的护理系同学对安宁疗护有了深层次的思考。

结合老年人群特点，中心采用"人生回顾＋安宁探访"的方式学习欣赏生命，通过安宁病房真实案例的分享，打破老年人的死亡禁忌，与老年人共议"未来之事"。

针对社会大众，中心采用"纪录片＋文创宣传"的形式，组织社会大众参与到生死教育中来。《人间世》《生命里》《生命》三部纪录片将真实的安宁病房带到观众面前，《人生四季》纪念册和作品展为社会大众搭建了表达死亡观的平台，逐步消除大众对死亡的回避，提升社会对安宁疗护的了解度和接纳度，传递向死而生的生死观。

"爱在临别时分"这项基于安宁疗护的生死教育模式，已在27家医疗机构推广应用，培训327名医务工作者，服务4402名患者和6410名家属；接纳2家社会组织、4家志愿者团体，在多所中小学、居委会开展生死教育讲座；中心多年来共陪伴2400余名临终患者平安地走完人生最后一程，接收12 000余人次志愿者服务，为近万名居民和医务工作者、社会人士传播生死教育案例和理念，初步建立生死教育公益品牌。

社区健康服务促进行动是《健康上海行动（2019—2030年）》18项行动之一，提出全面推广安宁疗护服务，广泛传播安宁疗护服务理念。未来，会有更多像"爱在临别时分"一样具有上海特色的生死教育公益品牌，让医疗服务更有温度，让社会大众的生活更有意义，让生命的最后一程走得更从容、更有尊严。

46 "云"上看门诊，患者少走路

◆上海市徐汇区中心医院

网上就医、网上预约付费、网上随访……只要一部手机，足不出户，便可以即时享受这些健康服务！作为上海首家智慧医疗健康综合服务平台，上海市徐汇区中心医院暨复旦大学附属中山医院徐汇医院推出的"徐汇云医院"运营4年多来，积极响应医改要求，通过互联网技术的支撑、人工智能技术的引入，不断完善服务网络，提升服务功能，为患者提供更加智慧、多元、便捷的医疗服务，助推分级诊疗，助力健康扶贫，布点超过800家，服务近150万人次，得到社会的广泛好评及赞誉。

"徐汇云医院"创新医联体分级诊疗途径，以徐汇区—中山医院医联体为纽带，创建了以"视频看医生"为核心的互联网医疗新模式，实现了网上就医、网上预约及付费、送药到家、网上随访与健康管理的全新医疗服务模型，实现院前院后、线上线下闭环式管理，建立完善的智慧医疗信息平台。2018年3月，在徐汇区卫健委的指导下，开发了"全专云"模块，接通了云医院与医联体内社区卫生服务中心的信息化通路，实现了健康信息的互联互通，有效支撑家庭医生签约服务，推动医联体内"全专联合"的服务模式，让患者的医疗信息"云流动"，让医联体内医务人员在网上交流，使患者就诊，转诊时少走路，有效助推分级诊疗和连续健康管理的实现。

此外，"徐汇云医院"积极向医联体以外的医疗相关机构延伸医疗健康服务，探索医疗行业B2B服务模式。云医院和养老院、社会药房、养老地产、单位内设医疗机构合作，并将服务端布到云南红河州、西藏萨迦县等贫困地区，通过远程医疗的方式，提供专业的技术支撑和服务，帮助解决日常医疗需求。这种专业服务的拓展是推动医养结合、职业人群健康服务、健康扶贫的有效途径，相比传统的"三级诊疗"模式，云医院将这种医疗合作服务模式称为"四级诊疗"。

探索打造"互联网+AI+医疗健康"的新模式，也是"徐汇云医院"

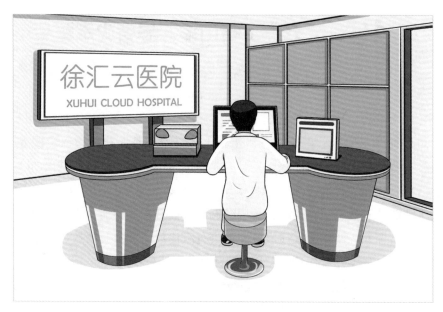

▲"云"上看门诊,患者少走路

的一大特色。云医院在"互联网 + 医疗"的实践过程中,逐步加入人工智能 (AI) 的比重,在 AI 医疗技术应用方面进行有益探索,签约腾讯共建智慧医院、签约中国移动共建"5G + 人工智能"场景应用、"AI+ 医生便民门诊多专科人工智能辅助诊断系统"项目在医院 AI 应用落地等,并承接国家高血压病人智能医生的研究、开发项目。在引领"互联网 + 医疗"最新技术应用的同时,还陆续引入科大讯飞系统、人脸识别系统,让 AI 介入医疗工作的全流程,进一步实现降低就医成本、拓展临床能力、提升医疗效率的目标;探索通过整合终端智能医疗健康监测技术与服务,推行"个人健康管理智能化",把"大健康"智慧医疗的创新服务理念,推向每一个家庭,让更多百姓受益。

经过多年的发展,"徐汇云医院"业务发展迅速,探索出一系列可喜的实践经验。云医院创新了百姓就医模式,实现了医疗资源的融合,并形成了具有一定规范的云医院诊疗、健康管理模式和服务流程及基于会员制的服务模式和服务规范。目前,云医院以会员制、实名制为服务模式,以徐汇区乃至上海市为服务重点,线下合作机构达 800 余家,并将服务辐射至云南、甘肃等 10 个省市的边远地区，同时延伸至药店、街道、居委、养老院、学校、社区及个人。云医院总服务近 150 万人次，开具慢病处方 15 万人次，健康管理咨询 135 万人次，远程多学科会诊 1200 次，云医院"全专云"平台实现全科专科协同治疗患者 1000 多例，线上服务数千人次。全国 52 家医院复制了"徐汇云医院"模式，"徐汇云医院"也获得"2019 上海医改十大创新举措"等荣誉。

《健康上海行动（2019—2030 年）》提出，至 2022 年，初步建立上海"互联网医疗服务""互联网护理"等互联网健康服务体系；至 2030 年，完成所有医疗节点的信息网络技术支撑，实现居民全生命周期的卫生健康信息全方位服务。作为互联网医疗的先行者，"徐汇云医院"开了一个好头，未来上海将有更多的医疗机构探索"云上问诊"，推进医疗服务、健康管理业务的优化、创新和协同，促进医疗服务模式和健康管理模式的转变，让互联网医疗惠及更多百姓。

47 | "邻里汇"：社区医养新模式

◆上海市徐汇区民政局

有一种幸福叫"在家门口养老"，可中心城区养老资源稀缺问题怎么破？徐汇区找到了新方法：在"邻里汇"里建造小型、嵌入式的养老设施。走进徐家汇街道南丹"邻里汇"，这里的嵌入式养老服务不仅可以解决独居老人及部分高龄自理老人的生活照料问题，也可以为有短期照料服务需求的家庭提供帮助。在徐家汇街道，年满 60 周岁的居民都可以通过徐汇区综合为老服务平台申请轮候入住，入住时间一般为 1 周到 6 个月。

这只是徐汇区利用"邻里汇"提供民生服务的一个缩影。目前，徐汇区已进入人口深度老龄化，至 2019 年底，老年人口比例已达 35.4%。采取积极措施，有效应对挑战，做好社区居民（特别是老年人群）的社区健康卫生和养老服务，关乎民生。

从 2016 年开始，徐汇区委、区政府着眼加强基层治理、强化社区服务，在全区所有街镇着力建设枢纽型社区服务载体——"邻里汇"，打造百姓家门口的医养服务综合体。为规范建设、做实服务、打造品牌，徐汇区制定了《徐汇区进一步深化邻里汇建设持续提升人民群众获得感、幸福感和满意度的实施意见》《徐汇区居民区邻里小汇建设和运营指引》《徐汇区关于深化为民服务功能推动居民自治的指导意见》等配套文件，全面提升"邻里汇"的建设、运行、管理和服务水平。

建设标准化智慧健康小屋，就是发挥"邻里汇"阵地作用、提供便民健康服务的有益尝试。居民可在开放时间前往就近的智慧健康小屋，凭身份证或社保卡（医保卡）进行智能身份识别，自动新建或调用居民健康账户，然后根据自身需要选择健康自检、自评或指导服务。智慧健康小屋依托线上与线下结合的形式，通过健康云平台和体质检测一体机，快速准确地为居民出具健康自检、自评报告，开具健康处方、运动处方等，提供针对性的健康、健身指导，并根据健康自检自评结果，引导居民至社区卫生服务中心、医院、社会健康服务机构等，以获得进一步疾病筛查、诊疗、健康管理等服务。接下来，徐汇区还将以区卫健委和区中心医院合作引入"云医院"项目为抓手，促进健康服务能级再提升，进一步完善"邻里汇"的健康服务功能。

同时，徐汇区积极探索"邻里汇"与社区卫生服务站一体融合，通过开展慢性病健康管理服务、"1+1+1"签约服务、慢性病长处方签约服务、手机 APP 家庭医生与居民互动服务，打造老人健康守护第一站。目前，与家庭医生签约实现慢性病管理的居民约 2000 人，签约"1+1+1"服务的居民 1979 名，签约慢性病长处方的老人约 531 人，对近百位提出长护险申请的老人通过评估提供不同形式的护理服务，让签约居民不出小区，就能享受就诊、配药、领药等相关健康服务。

经过 4 年多的建设，徐汇目前已建成 18 家街镇"邻里汇"，306 个居民区"邻里汇"，建筑总面积 6 万多平方米。按照步行 15 分钟的原则，打破街镇界限，居民可以享受政务服务、为老服务、健康服务等十大类基本服务，实现了街镇全覆盖、服务功能涵盖全区域，服务人群达 10 余万人次。

2018 年 4 月 11 日，中共中央政治局常委、国务院总理李克强前往斜土街道江南新村"邻里汇"视察指导，对徐汇区打造社区服务连锁品牌，探索嵌入式社区医养新模式，建设家门口的社区服务综合体表示充分肯定。居民们也纷纷点赞，通过"邻里汇"，大家对"健康徐汇""幸福徐汇"有了实实在在的获得感、满意度。不少居民表示，在这里，从妈妈肚子里的宝宝到年逾古稀的老人，都能找到适合他们的健康生活方式。

《健康上海行动（2019—2030 年）》提出，优化老年医疗卫生资源配置，推进医疗卫生与养老服务融合发展。建好家门口的医养服务综合体，徐汇区提供了优秀"范本"。未来上海将涌现更多社区医养新模式，为提升养老服务水平、促进老年健康贡献力量。

48 "美小护"线上接单、线下护理

◆ 上海市长宁区卫生健康委员会

"吴护士，真是太感谢你了！"经过 1 个多月的上门换药，王老伯的伤口终于痊愈了，此时他再也抑制不住心中的感激之情。家住长宁区天山路街道的王老伯今年 70 岁，行动不便又罹患晚期癌症、糖尿病足。有一次，王老伯不慎摔伤后，通过"天山美小护"互联网预约护理服务，得到"网约护士"的上门换药服务。从居民下单到护士接单，都通过手机完成，有效避免了路上奔波。

如何实实在在地满足居民最急迫的社区护理需求？ 2016 年，长宁区天山路街道社区卫生服务中心开启了"天山美小护"社区居家照护平台的探索，利用互联网技术，通过信息平台管理和移动端应用，开展居家护理服务。

作为"互联网＋护"模式的引领探索者，"天山美小护"让原本单一的家庭病床居家护理服务项目有了全新的诠释。"天山美小护"在不断发展中也完成了升级改造，从最初的 1.0 版本发展为现在的 3.0 版本，形成"线上接单、线下服务、平台管理整合"的闭环递进式服务机制，开设上门提供留置导尿管护理、压疮护理、换药等 11 项居家护理项目，提升医疗服务水平。目前，"天山美小护"已服务 1500 余人次，服务满意度达98.5%，荣获上海市第二届"创新医疗服务品牌"。

"护士提供上门服务真是太好了，尤其对我们老人来说，真的'交关'方便，必须好评！"享受到"互联网＋护理"服务的何阿婆连连称赞。何阿婆日常需要定期监测血液指标，如今她女儿提前预约抽血服务，并在服务的前一天收到短信，提示服务时间和内容，服务结束后还可以进行评价，何阿婆再也不会因为忘记时间而无法抽血了。

这得益于"天山美小护"对互联网医疗服务的积极创新。"美小护"创新网上"接单"模式，通过居民线上线下预约申请，总服务台完成客户信息与服务项目收集确认，平台完成订单派送，服务对象和出诊人员同步收到订单跟踪详情。同时，平台激活"内源"动力，从评估、接单、派单、约诊、出诊、反馈到回访，每个环节都实时接受跟踪监督，服务对象及工作人员都能及时在线上了解服务进度和评价，服务模式更便捷、全面，有效提升服务质量。一方面，接单调度机制可以实时反馈照护服务资源，为社区居民开通可以信赖的渠道，获取专业居家照护服务；另一方面，外引资源，整合社会第三方平台，开放医务人员的上班时间，有效利用医生、护士的碎片化空闲时间，更大限度地满足居民的照护服务需求，且与护理站、养老院和上级医院联动，让更多居民能够获得有效的护理服务。

"天山美小护"是长宁区加快推进"互联网＋护理服务"的一次有效探索。近年来，长宁区通过顶层设计，在结合社区卫生综合改革的大方向下，充分利用信息化手段和技术，为居民提供综合、连续、协同的基本医疗卫生服务。

"互联网＋护理服务"的推进，既要满足居民多层次、多样化的服务需求，还要在规范诊疗操作、保护个人隐私、畅通患者投诉渠道等方面保障护患安全，更要积极争取区政府各部门在发展规划、薪酬制度、劳务价格调整、护理服务基本投入和互联网信息安全等方面的支持，因此前期经验的积累、总结非常重要。长宁区围绕社区卫生服务两个基本服务网的职能，在社区卫生服务投入补偿机制上，以"核定收支、绩效补偿"为原则，对社区合理成本支出予以全托底保障。同时优化区域绩效分配方案，鼓励医护结合，引入市场机制，激发护理人员自我提升的内在动力。

《健康上海行动（2019—2030年）》提出，至2022年，初步建立上海"互联网医疗服务""互联网护理"等互联网健康服务体系，提供诊前、诊中、诊后的全流程服务，提升居民体验。如何做好顶层设计，推进"互联网＋护理"服务，长宁区做出了很好的示范。未来全市将积极推广这项市民期盼的惠民工程，充分依托互联网技术与手段，转变传统服务模式，以更贴心、更便捷、更精准的健康服务，更好满足市民健康需求，牢牢守护市民健康幸福。

49 "白领医小时"，服务职业人群新模式

◆ 上海市长宁区天山路街道社区卫生服务中心

"医生，请帮忙看一下我的健康报告""我最近加班比较多，脖子这里感觉很僵硬"……天山商圈的白领中心热闹非凡，长宁区天山路街道社区卫生服务中心的家庭医生们正在为周边楼宇里的白领提供全科咨询、中医诊疗、火罐理疗等健康服务。

依托区域大党建的平台，天山路街道社区卫生服务中心与天山路街道社区党建服务中心合作建立"白领医小时"项目，旨在搭建一个固定、长效的关注白领健康的平台，为家庭医生和白领之间架起一座稳固的健康之桥。"白领医小时"以天山商圈白领中心为固定服务阵地，以家庭医生工作室为宣传点，每个团队拿出"特色绝活"，利用每周三中午的1小时，为周边的白领提供健康志愿服务。

经过数年发展探索，在长宁区多点执业的支撑下，项目从固定场地到走进企业提供"定制服务"，再到在企业成立"白领医小时"服务点，天山社区家庭医生通过日积月累的精心服务，尝试用"八小时"以外的时间

接管白领的健康问题，做"全人群"的"健康守门人"。

天山路街道社区卫生服务中心积极转变理念，致力于服务职业人群的创新模式，精简宣传标语，简化服务流程，用白领的"语言"进行交流。针对白领的健康需求，按照常见症状，提供减压助眠、胃肠调理、颈肩腰腿痛诊疗模块，体检报告解读模块，针灸火罐模块等"医模块"服务；开出咽喉炎调理套餐、瘦身消脂套餐、营养评估套餐、颈肩腰背部调理套餐、艾灸养生套餐等"医菜单"；开发一系列"医产品"，如润喉贴、脾胃贴等"白领敷贴"，润肺茶、消脂茶等"养生茶饮"，安神香囊、醒脑香囊等"健康香囊"，用白领能接受的方式和语言，重塑白领健康意识，对白领进行全面的健康管理。

28岁的林小姐便是"白领医小时"的受益人。她是携程旅行网的一名白领，常年办公室伏案工作让她的颈椎经常感到不适。和很多年轻白领一样，对付小病小痛，她一直靠"忍"来解决，因为每次上医院都需要请一整天的假，耽误工作不说，大部分时间都浪费在排队上，让她无法忍受。

社区家庭医生陶齐渊在携程"白领医小时"便民服务点出诊时，全面了解了她的情况，并结合其病史，初步诊断为颈椎病，建议她到医院进一步检查，并通过区内的"双向转诊通道"，联系了华东医院骨科的专家门诊，并预约了相应的影像学检查。

这一次的就诊经历让林小姐大为惊喜：不仅大大缩短了在三级医院的检查和等候时间，在被医院确诊为颈椎病后，林小姐利用午休时间还可以得到家庭医生的专业服务，进行火罐治疗、日常配合熨烫治疗贴进行调理等，症状大为改善。她高兴地说："有了家庭医生，遇到健康问题就笃定多了！"由于缺乏健康知识，很多白领在遇到健康问题时会手足无措，而家庭医生的角色犹如健康"导师"，大到传授均衡饮食、适量运动等健康知识，小到制定规律作息、指引合理就医，全方位引导白领对自身健康持续关注。

4年来，天山社区"白领医小时"项目已累计开展300余场活动，服务1.85万人次，先后为携程网上海总部、春秋旅游上海总部、联合利华等10余家大型企业和单位提供健康服务。项目荣获上海市群众最喜爱的社区志愿服务项目、上海卫生健康系统第二批"创新医疗服务品牌"、"上海医改十大创新举措"等荣誉。

社区健康服务促进行动是《健康上海行动（2019—2030年）》18项行动之一，提出提升家庭医生诊疗能力，探索家庭医生通过多点执业方式参与各类社区健康服务。如今，家庭医生在老年人、慢性病患者等人群的签约服务和健康管理已日渐成熟。如何守护职业人群健康？"白领医小时"通过探索服务新模式，给出了一个高分答案。促进全民健康，家庭医生大有可为，不仅为社区居民提供健康服务，更要做"全人群"的"健康守门人"！

50 | 各式健康服务送进"长阳创谷"

◆ 上海市杨浦区卫生健康委员会等

担心血压、血糖不正常，到"智慧健康驿站"做个健康检测吧；想了解中医知识，在"白领健康加油站"里为健康知识加满能量；工作压力大、情绪不高，到"解忧杂货铺"里找找"心灵处方"……杨浦区长阳创谷园区内的这些健康服务品牌项目，为园区内的白领解除后顾之忧，让白领们不出园区就可以享受便捷的健康服务。

作为杨浦区专为知识工作者打造的创新、创业"双创"街区，长阳创谷园区内入驻了200余家"双创"领军企业和极富"双创"特征的中小企业，有年轻白领2.5万人。园区许多白领存在加班情况严重、就医抽不出时间、缺乏符合白领需求的健康指导等问题，"智慧健康驿站""白领健康加油站""解忧杂货铺"等健康服务品牌项目的出现，为园区白领带来了福音。杨浦区通过健康促进园区建设，实现了从"坐等需求来医院"到"主动送服务进园区"，让白领们不出园区便可以享受到健康服务。

长阳创谷通过建设"智慧健康驿站"，运用科技手段和智能健康设备，提高健康服务的便捷性。园区职工只要手持身份证、医保卡，或注册过的手机前往健康驿站，就能实现健康自检、健康指导等一系列服务。健康驿站提供 11 项自助健康检测、11 项自助体质检测和 15 项健康量表自评服务，身高、体重、血压、血糖、血氧、腰臀比、心电图等多个体征指标的检查报告在同一台机器上显示出来，每一项检测都有详细的解读，并有相应的健康建议。这些健康数据会实时传输到测试者的手机上，并"直送"到签约家庭医生的电脑端，当相关指标出现异常时，家庭医生能第一时间"接报"，并予以干预。

同时，家庭医生结合"智慧健康驿站"，开展针对企业和个人健康促进的"私人订制"服务，提供智能分诊、在线咨询、疾病查询、急救流程指导、健康资讯播报等"一站式"信息服务。比如，大桥社区卫生服务中心创新服务模式，将家庭医生服务向园区延伸，在园区设立"白领健康加油站"，针对园区白领健康问题，提供中医、康复、健康管理等形式多样、内容丰富的健康服务。"智慧健康驿站""白领健康加油站"迄今已累计服务 8000 余人次。

心理健康是园区和企业共同关注的问题。作为区创建国家心理服务体系建设项目，"解忧杂货铺"开到了创业者和白领的身边。通过心理主题活动、趣味沙龙、一对一心理咨询，普及心理健康知识，让白领了解如何调解不良情绪、释放压力、有效沟通，最终达到促进身心健康、帮助职业发展等目的。项目自启动以来，有针对性地举办相关活动 12 场，各类主题活动、培训、沙龙参加人数 837 人次，一对一心理咨询 45 人次。在项目的引导下，园区建立了一支心理志愿者团队，通过构建园区心理服务流程，完善心理危机干预流程，加强"园区—社会组织—专业医疗机构"三级心理卫生网络体系建设，提升园区白领心理健康自我管理能力，实现心理卫生工作向纵向深入。

企业是员工健康的第一责任人，园区积极引导企业开展健康促进活动。上海诺亚投资（集团）有限公司结合金融行业特点，针对员工需求开展健康教育，提升员工健康意识，营造健康从业环境。

企业将每月最后一个周五定为集团健康日，提供多类型的健康服务：体验类，如中医理疗、口腔筛查、家庭医生签约等；讲座类，如女性保健专题、疫苗专题、心理测试专题等；运动、饮食类，如瑜伽团课、趣味运动会、健康饮食等。诺亚集团现有 25 个健康类社团，登记的社团社员总数达 1018 人，近 200 人获得 AHA 国际急救员证，员工脂肪肝、超重等情况得到较大改善。

《健康上海行动（2019—2030 年）》明确，开展健康企业建设，推进功能社区和职业人群的健康促进。杨浦区以长阳创谷园区为试点，根据"双创"园区特点，重点关注园区功能人群的健康促进工作，开展园区健康促进行动，依托健康企业建设，整合社区、园区、体育、卫生、社会组织等各种资源，让健康促进成为园区、企业和员工的自觉行动！

51 "食"在建设，"育"向未来

◆ 上海市杨浦区建设小学

学生午餐在保障和促进儿童青少年身心健康成长中发挥重要作用。如何保障孩子"舌尖上的安全"？如何让学生既"吃得开心"，还能在吃午餐时学到健康知识？杨浦区建设小学打造"'食'在建设，'育'向未来"的"食育"创新工作理念，让每个孩子感受到"食"带来的快乐，在"吃"中"咀嚼"出教育的意义。

杨浦区建设小学将"食育"理念与学校"崇公、养品、静思、立能"的育人目标相结合，与学校放心食堂管理的校本化探索与实践相结合，与整合教育资源、家校协同关注孩子生命成长相结合，通过各种营养知识、饮食安全等食文化知识的获得和多种多样的烹饪、栽种等实践体验，以获取"食"的知识和选择"食"的能力，从而培养具备人与自然和谐相处意识、传统食文化理解力、良好饮食习惯的学生。

学校通过实施"三纵三横"工作模式，取得良好的教育成效。"三纵"，即学校自上而下的管理模式，让"食"有所法、"食"有所测、"食"有所效。

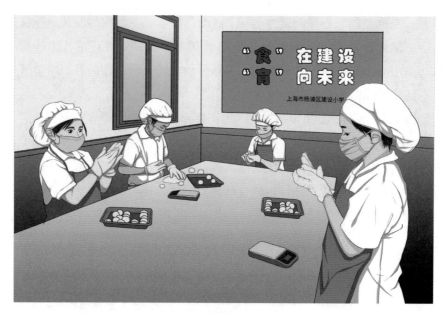

▲ "食"在建设,"育"向未来

　　制定管理制度,让"食"有所法。学校认真履行杨浦区教育局关于学校食品安全各项法律法规及相关文件精神。同时,为能更好地规范与"食"相关的各项工作,学校制定了一系列规章制度,进一步通过具体的制度促使学校"食育"工作的实施有法可依、有章可循。

　　落实管理过程,让"食"有所测。学校始终对食品安全管理工作相当重视,除要求相关专业人员严格按照制度执行外,对区教育局下发的《杨浦区学校食堂每日管理记录表》内诸如原材料进入、加工操作到教师陪餐等相关内容,时时记、事事毕、日日清,通过严格的过程管理,促使学校"食育"工作的实施职责清晰、责任到位。

　　紧扣管理环节,让"食"有所效。学校成立了由校长任组长的"食育"工作领导小组;学生发展中心和总务处具体负责全校师生相关"食育"主题教育活动;班主任、午餐管理教师、卫生老师和食堂管理员则为具体实施的教育者。同时,建立了由部分学生及家长参与的"食育"志愿者队伍,进一步通过学校上下齐心、校园内外联手,让学校"食育"管理拾遗补缺、环环相扣。

与此同时，学校通过"三横"工作模式，即学校由表及里实施模式，让学生"食之有味、食之有益、食之有形"。

为了让学生"食之有味"，学校带领学生从了解"食"开始。学校把学生每日在校午餐管理作为实施"食育"主题教育活动的重要切入口，做足做实这篇"食"文章。每天学生自主管理的"午餐营养在线"，会向全校师生介绍当天饭菜的营养知识，提高师生对健康膳食的正确认识。学校还会聘请校外营养师开设专题讲座，提升大家的饮食意识，建立起环保的生活理念。

为了让学生"食之有益"，学校带领学生从玩转"食"开始。学校建立了"APL蔬果园"和"APL烘焙室"。老师带领学生一起开展"膳食探秘"：认识蔬菜、种植蔬菜，接触泥土的清香；制作点心、拿捏造型，品尝劳动的芬芳。在欣赏和珍惜每一口食物的同时，让营养知识转变为身体的直接反应，从而让学生具备选择让人愉悦和健康食物的能力，养成健康的饮食习惯，这才是最大的"食"用。

为了让学生"食之有形"，学校带领学生从认识"食"开始。让学生不只"食"其味，更要认识"食"之价值。食物不只是满足食欲的工具，更是承载"育人"的媒介。每天午餐时间一到，班级里都有穿上工作服、戴上卫生帽的小小午餐管理员"上岗服务"：分饭盒、盛汤、收集剩菜剩饭……用餐过程中，管理员还对每位小伙伴的用餐规范、餐桌礼仪进行适时指导。良好的自我管理能力培养，让每个孩子在为他人劳动、服务的过程中，享受到由"食"带来的快乐。

"人群健康促进行动"是《健康上海行动（2019—2030年）》18项行动之一，提出了中小学健康促进。良好的饮食行为教育要从娃娃抓起，杨浦区建设小学通过"食育"创新工作理念，为提升学校健康促进水平提供了典范。

未来，将有更多带有"食育"理念的学校，重视教育体系中的食品安全、营养健康和饮食习惯，不断提升儿童青少年的健康水平。

52 | "医养护一体化"化解老年患者转院难

◆ 上海市杨浦区控江医院

"老头子卧床后，最怕的就是两周周转一次，二级医院有床位周转率指标，时间一到，病人到哪里去呢？"84岁的邵奶奶道出了许多老年病房患者的心声。她和91岁的老伴是杨浦区控江医院老年综合科杜月芳主任的老病人，十几年来跟着杜医生看病，而现在，这一问题迎刃而解。

养老机构医疗配置不够、医疗机构养老护理难，如何实现医养结合？在杨浦区，一条独辟蹊径的道路正在开启。这一切源于2016年杨浦区委、区政府做出的一次重大改革：控江医院、沪东老年护理院联手，从设备硬件到人才软件探索深度融合，通过顶层设计，辅以信息技术手段，在整合性理念的基础上创新服务模式，实现"1+1"联合。

两院在同一大院内，病房相通，呈"L"型转角样式。患者从控江医院出院后，通过一辆平板车，就可以到隔壁的沪东老年护理院。而沪东老年护理院的患者如果出现急症，一个"转弯"便可转至控江医院，由专业医护人员会诊治疗。经过3年多的探索与实践，"医养护一体化"的独特体系已初具规模，实现了以机构间连续性评估为基础，老人照护需求为依据，支持不同机构间转介，实现护理资源的整合性照护，共享联动优质护理，为患者提供全程、全面的链式优质护理服务。

有一次，沪东老年护理院收治了一名全身多处压力性损伤的患者，由于患者年纪较大、配合不佳，加上长期卧床、营养不良等综合因素的影响，身上的伤口已经腐烂，还散发出一股扑鼻的恶臭，全身上下像这样大大小小的伤口有8处。经过护理院的姐妹们一段时间的护理，患者伤口散发的异味逐渐减轻，但创口面积依旧、疼痛明显。

在知晓控江医院设有伤口造口门诊，且小组成员中拥有国际造口师1名、伤口适证获得者3名，并具有长期处理此类伤口、经验丰富的情况下，护理院立刻使用护士端对患者进行CARE量表评估，针对评估结果，系统自动向控江医院提出转介申请。控江医院行政端接到通知后，立刻安

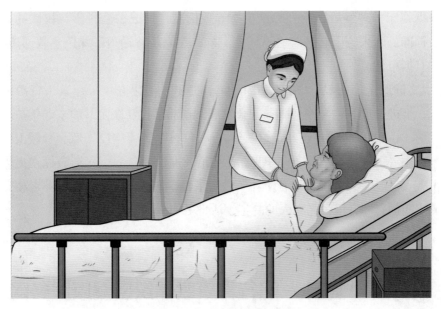

▲"医养护一体化"化解老年患者转院难

排人员进行前期评估，全院调剂床位，将患者收治至外科。伤口小组成员通过对伤口及患者自身情况的整体评估后，制定了一个完整的长期和短期护理计划：短期计划包括清创、冲洗、换药、使用敷料；长期计划包括定时换药、勤翻身、加强营养。控江医院的医护人员一边换药，一边向患者及家属交代注意事项。经过几个月的努力，患者的伤口基本愈合，全身营养状况也比之前明显改善。随着患者的病情好转，再次评估结果显示，可转回沪东老年护理院。转院时，家属一脸喜悦，握着护士的手激动地说："感谢你们治好了我爸爸的伤口，解除了他的痛苦，这样的转介模式解决了老年人就医难、转院难的问题！"

深度融合，"融"是关键、"合"是目标。两院牵手探索"医、养、护"新模式，破解了老年患者入院"老大难"问题。创新"综合医院 + 护理院"的合作模式，使老年患者及家属的满意度大幅提升，也使控江医院老年综合学科的技术水平稳步提升。同时，老年护理标准的全区推广普及，带动了多家护理院、养老院及护理站的护理水平。近年来，控江医院还牵手清华大学、台湾阳明大学共同开发"医养护一体化APP"，根据临床护理经验，率先总结出 216 项标准，形成一套科学、权威的评估标准。未来，上转医院、下转养老院，建立转诊通道、绿色急救通道，将有据可循。

《健康上海行动（2019—2030 年）》提出，优化老年医疗卫生资源配置，推进医疗卫生与养老服务融合发展。杨浦区控江医院、沪东老年护理院的"1+1"联合模式已经走过 3 年，从"1+1"到"1+12"（联合社区卫生服务中心）、"1+13"（联合护理院），几道"加法题"为医养结合探索提供了宝贵经验，为实现"老有所养"做出了科学实践。未来，随着养老模式的不断创新和升级，老年人的晚年生活将更加幸福、健康！

53 ｜ "复旦—闵行"康联体织密健康服务网

◆ 上海市闵行区卫生健康委员会

◆ 复旦大学公共卫生学院

"我的老伴出院 5 天了，因为帕金森病加上骨折后无法行动，在家中得不到有效的康复治疗。正手足无措之时，社区黄医生联系到了我们，他立即协调本已紧张的社区病房，帮忙安排住院进行康复治疗。"朱老伯的老伴对于社区卫生服务中心的服务赞叹不已。"通过查看家庭医生签约管理 APP，我发现签约居民 78 岁高龄的朱老伯近期有住院记录下推，诊断为左侧股骨颈骨折、帕金森病，于是马上联系到其家人详细了解病情。"闵行区古美社区卫生服务中心的黄医生如是说。

像朱老伯这样的案例还有很多，闵行区古美社区卫生服务中心通过信息化、大数据云管理平台，率先实现了家庭医生签约服务工作线上线下的精细化管理，家庭医生通过"家庭医生签约服务云管理 APP"，及时发现签约居民的疾病变化和急诊病症，深入进行个性化诊疗服务，开展社区慢性病管理。

2015 年，上海推行新一轮社区卫生服务综合改革。闵行区持续深化以家庭医生制度为核心的医药卫生体制机制改革，建立"网络＋队伍＋机制"的模式，利用信息化打造家庭医生服务与管理的重要工具，实现家庭医生层面基于签约服务工作的目标管理，通过有效签约管理、有序就诊趋势分析和费用管理过程的有效控制，使家庭医生有条件成为真正意义上的管理者，提高居民满意度。

在对家庭医生"减负、保质、增效"的同时，闵行区在促进居民群体健康上，依托复旦大学与闵行区的区校共建平台，不断增强区域公共卫生治理能力和服务能级。2018年4月，闵行区卫生健康委与复旦大学公共卫生学院签约成立"复旦—闵行"健康联合体。2018年7月，复旦大学公共卫生学院首个分院落户闵行，以平台打造、项目合作、人才培养、资源共享为重点，累计投入300余万，开展合作项目32个，全面提升区域公共卫生服务能级，为辖区居民提供更为优质的健康服务。

闵行区疾病预防控制中心依托康联体合作平台的新机遇，持续加强"复旦大学公共卫生学院研究生培养基地"及"复旦大学公共卫生学院研究生实践示范性教学基地"建设，打造公共卫生硕士"双导师"培养模式，形成单位内兼职导师与高校导师结对带教的合作教研组，推进各类带教内容的标准化，目前已建立"一般人群健康管理策略实践""免疫规划教学案例"等12个标准化课件，打造具有公共卫生实践技能培养的实训基地。中心共有9名医师入选闵行区公共卫生优秀青年人才培养计划，他们将和复旦大学公共卫生学院导师及其他6名公共卫生医师共同组成"1+3"的小组培养模式，即每个小组由1名复旦大学公共卫生学院导师和3名学员组成，开展为期3年的系统培养，打造一支有突出影响力的公共卫生专业队伍。

闵行区颛桥社区卫生服务中心公共卫生医师不足20人，近年新招录人员较多，服务居民24万。面对公共卫生队伍数量有限、能力不足的窘境，颛桥社区另辟蹊径，在康联体平台的支持下，利用复旦大学公共卫生学院闵行分院的教学优势，以项目促发展，以人才培养为核心，通过专业培训，持证上岗，建成了一支学龄前儿童眼保健专业工作团队，全覆盖开展儿童视力检查和屈光建档，形成视觉健康综合评估报告，对每个儿童的眼健康状况进行评分，实现了儿童眼健康的分级管理。经过康联体平台的助力，这支不足 20 人的队伍，专业技术水平不断提升，实践技能不断强化，逐渐成为一支"精兵"队伍。在新冠肺炎疫情防控期间，圆满完成了上海市首个密切接触者集中隔离点任务。

《健康上海行动（2019—2030 年）》明确指出，把健康放在优先发展的战略地位，形成"大健康"治理格局。闵行区围绕大健康多维度布局，通过社区卫生服务综合改革和"复旦—闵行"健康联合体的建设，在居民的社区服务和服务能级提升上持续发力，构建覆盖全人群、全生命周期的健康服务网络。

54 | 种下"四叶草"，呵护儿童健康

◆ 上海市闵行区古美社区卫生服务中心

"最近小元宝的检查报告显示：一切正常！"看着这个来之不易的"一切正常"，爸爸妈妈忍不住拍照放在"四叶草"家长联系群里广而告之，群成员们纷纷亮出大拇指，替小元宝加油，"四叶草"里的医生叔叔与护士阿姨也替小元宝的变化感到高兴。这样的场景在闵行区古美"四叶草儿童健康管理中心"经常可以看到。小元宝是通过该中心发现的一名发育迟缓的患儿，经过儿科医院的诊断后，转回闵行区古美社区卫生服务中心进行康复，经过 1 年多的治疗，其所有检查结果终于转为正常。

如何建立一个完善的儿童健康管理体系？如何保证家庭医生签约后，儿童健康管理服务的连续性、优质性？闵行区古美"四叶草儿童健康管理中心"带着对这两个问题的思考，积极开展探索。中心尝试以家庭医生为主体，依托中心内儿童健康管理中心、儿科门诊、儿童康复科，以及复旦大学附属儿科医院、上海音乐学院教育系的专家团队，建立多学科合作分级诊疗服务模式。

为确保儿童健康管理服务及时、到位，中心开展儿童保健、免疫规

划、儿科诊疗，以及双向转诊、儿童康复全周期的儿童健康管理，在建立儿童健康档案的同时，提供健康检查和常见疾病筛查、健康综合评价咨询指导等服务。新生儿与家庭医生签约后，儿童健康管理中心会提供高危因素筛查，如全身运动质量评估，当发现结果异常，将转诊至上级医院完善诊疗。截至 2019 年底，累计筛查出高危儿 1554 人，转诊上级医院 933 人。此外，免疫规划科会按时开展疫苗接种，0 ～ 6 岁在册疫苗接种管理儿童 14 671 人，每年为 8000 多名儿童提供疫苗接种服务。

中心儿科与复旦大学附属儿科医院合作，具备儿科常见疾病的诊治能力，并开展多种疾病的双向转诊及绿色通道服务。中心儿童康复科是复旦大学附属儿科医院康复科分级诊疗儿童康复基地，2018 年儿科医院转诊 486 人次，康复指导 1351 人次。在儿科医院的指导帮助下，中心建立完善儿童康复服务体系。从 2018 年 9 月开始，中心与上海音乐学院音乐治疗系合作开展儿童音乐康复治疗项目，为脑瘫、脑损伤、发育迟缓、唐氏综合征、注意力缺陷、多动症等患儿开展音乐康复治疗。目前，中心已为 60 余位患儿开展了音乐治疗，效果良好。

中心积极推进一级预防，努力做好"健康守门人"，逐步将健康儿童纳入服务对象，监控儿童生长发育指标，提高其健康水平。同时，中心为婴幼儿开展早期干预治疗和宣教活动，具有高危因素的患儿在儿科医院完善诊疗后，儿童康复科根据诊断会将其分为：早干预治疗组和早干预宣教组。早期干预治疗组（0 ～ 6 个月高危儿）为签约儿童进行每周 2 ～ 3 次的早期干预治疗，通过本体感觉的刺激，帮助他们进行四肢运动、翻身等训练，促进儿童发育；早期干预宣教组（0 ～ 12 个月正常婴幼儿）每 3 个月开展一次健康宣教，指导家长进行家庭训练，并讲解下阶段儿童运动发育规律及相关注意事项。截至 2019 年底，中心共收治高危儿 186 例，经系统早期干预训练和家庭康复指导，124 例高危儿的综合能力接近或达到正常同龄儿，回归家庭和学校；29 例高危儿被纳入康复体系进行康复治疗；35 例高危儿在门诊随访干预中。

中心还建立了线上互联互通的"古美四叶草儿童健康管理中心"微信公众号，为家长提供更为精准、全方位的线上健康管理服务。微信公众号内设有微课堂、问卷、儿童慢病管理、康复预约、在线咨询等 10 多个模块，整合各科室优势，突出各科室特点，使家长在线上就可获得各类儿童健康管理及健康宣教信息。

《健康上海行动（2019—2030 年）》提出，落实儿童健康行动计划，加强儿童早期发展，深化儿童保健管理。闵行区古美"四叶草儿童健康管理中心"作为家庭医生签约服务中的重要组成部分，在保障儿童健康上发挥了重要作用，解决了家庭医生签约后续服务问题，提高了家庭医生的签约服务质量。

55 ｜ "智慧宝山"编织区域健康信息网

◆ 上海市宝山区卫生健康委员会

如何建设、应用人口健康信息网，提高卫生健康服务的质量和效率？信息化建设该如何为卫生健康服务做好支撑？宝山区作为上海市健康信息网的 6 个试点区之一，在区委、区政府的高度重视下，宝山区卫生健康委紧紧抓住"智慧宝山"建设的契机，把卫生信息化建设与推进卫生改革紧密结合，不断强化信息建设的领导体制、组织体制和人才队伍建设，落实信息化在医院管理、社区卫生管理、疾病控制管理、妇幼保健管理、"互联网＋信息"便民惠民服务等方面的应用。通过近 5 年的努力，区人口健康信息化整体应用水平得以大幅提升，为区域综合医改深入推进提供了有力的信息支撑。

"坚持规划引领、明确发展目标、厘清实施路径"是区域卫生健康信息化建设应用成功的先决条件。为此，宝山区卫生健康委于 2014 年完成《宝山区人口健康信息化总体框架和建设规划》编制，为高效集中资源、规范推进信息化建设应用奠定了扎实的基础。

宝山区卫生健康委将"医疗协同、公卫协同、分级诊疗协同"列为本区综合医改的重要举措，纳入区域健康信息化建设的重点，为有效整合区域医疗资源，形成紧密分工协作，优化全程健康管理水平，逐步缓解"看病难、看病贵"等医改焦点，提供了强有力的信息化支撑。依托区内综合性医院，建成区域影像中心、心电中心和临床检验中心，有效整合区域医疗卫生资源，使得在宝山区所有社区就诊的居民得到综合性医院同质化的优质医技服务；区疾控系统、妇幼系统与市级平台互联互通，实现重点对象的全市唯一性和连续性管理，各级医疗卫生机构"三位一体"的业务协同应用模式顺畅运作；区老年人健康管理系统与区域影像、临床检验、心电中心互联互通，提升老年人健康体检成效；通过分级诊疗"1+1+1"签约、处方延伸和预约转诊等应用，为积极引导患者在基层首诊、有效缓解"看病难"提供信息支撑。

以区健康档案管理平台为核心的区卫生健康数据中心是区域健康信息网的核心中枢。通过逐年强化中枢功能，截至2019年底，宝山区已形成符合国家规范的居民健康档案181.4万份，实现所有医生工作站共享调阅区域居民健康档案，提供重复检查、重复检验、重复用药、慢病建卡、慢病随访、签约、处方延伸、预约转诊等智能提示协同服务。为进一步提升数据融合和治理能力，2018年在区健康档案管理平台的基础上，宝山区构建区域卫生健康大数据中心，通过持续数据治理，获得了"2018年上海市健康网年度数据质量评价区域"第一名的好成绩，为深入推进区域综合医改提供了有力的数据支撑。

区域健康信息网建设、应用的目标服务人群是广大居民和医务人员。通过积极推进市一宝山分院"互联网＋医院"，实现远程会诊、远程"医养结合"、远程"全专联合"等应用；通过建设17家社区"宝健E家"智慧健康小屋，为居民提升健康自我管理和健康素养提供有力支撑；通过打造区域级移动家庭医生APP，有效提升家庭医生的工作效率。比如，淞南社区开展移动家庭病床应用项目，为缓解家庭病床医疗资源普遍紧缺等问题提供有力的信息支撑，该项目也荣获2019年上海市医院协会信息管理专业委员会优秀应用案例。

EMR评级和EHR评级是衡量医疗机构信息化建设和应用水平的权威标准。宝山区已完成所有社区和综合性医院EHR和EMR评审，参评率和通过率全市领先,"以评促建、以评促用"效益得以充分彰显。

如何更好地把信息化技术服务应用于卫生改革发展?未来还有不小的挑战。宝山区通过规划具有"大卫生、大健康、大互联互通、大平台、大数据"等五大特性,并提供丰富的"互联网+医疗健康"便民惠民服务的区域人口健康服务信息体系,致力为全人群提供覆盖全生命周期、有效且可及的健康管理服务的实现,提供更有力的信息化支撑。

56 | 创建健康企业,建设"健康松江"

◆ 上海市松江区健康促进委员会办公室

职业人群是家庭的支柱,也是社会发展的中坚力量。拥有身心健康的员工,更是企业可持续发展的保障。员工的健康该如何保障,员工的健康水平要如何提升?松江区积极贯彻健康中国战略,围绕"科创、人文、生态"的新松江建设目标,落实"预防为主"理念,以企业健康促进为抓手,形成政企合力共建、分级分类管理、科学干预评估的企业健康促进模式,助推"健康松江"建设。

从顶层设计入手的有效创建机制,使松江区企业健康促进的成效明显提升。迄今为止,区内累计有56家企业获得市、区级健康单位称号,2家企业入选国家优秀案例,1家企业被评为国家示范性健康支持性环境,5家企业荣获"世卫组织健康合作中心健康单位"殊荣,有力维护了职工健康。

松江区将健康促进工作纳入财政专项经费支持,资金统筹安排、多元投入,建设促进健康的支持性环境。依托健康促进委员会部门合作机制,针对不同企业的类型、人员结构、创建基础及现实需要,开展优先干预项目,提供个性支持和保障。

以劳动密集型企业为例,针对纺织、电子制造类企业中员工久站、久坐,且女性员工占比较高的现状,区健促办会同工会、体育、妇联等部门，组织师资对 30 余家企业骨干进行培训，推广工间操。通过创意工间操大赛，调动企业健康促进的积极性。此外，企业成立妇女之家、青春联盟等女职工健康促进组织，加强母婴室建设，普及妇幼保健知识，提升员工健康水平。

针对高科技信息技术类企业，健康干预方式又有所不同。这类企业普遍存在工作强度高、熬夜、久坐等问题，且员工年龄普遍较小。例如，巨人企业是一家游戏软件设计公司，员工年龄以 30 岁为主，由于经常熬夜工作，出现睡眠不足、视力不良等健康问题。对此，企业有的放矢构建温馨、宽松的工作环境，实行弹性工作制，同时通过开辟健康主题公园、健身房等文体娱乐设施，安装漫反射视力保护灯管，组建各类社团等举措，加强健康环境支持力度。

针对以电瓶车通勤为主的企业，区健促办与公安交警联手，着重加强交通安全干预，从戴头盔等简单举措着手，保护员工生命健康。

针对员工超过 1 万人的超大型企业，注重健康文化建设，以心理健康维护为重点。例如，达丰电脑在工作高峰时员工达 7.8 万人，最低也有 3 万人，企业设立心理健康咨询室，配备 5 名专职医师，建立风险管控机制，并设立热线电话，组建知心小组等辅助社团，化解员工心理问题。短短 3 年就为 3000 余名员工提供心理健康援助，发现员工有心理异常的时间也大大缩短，从原来的 3 周缩短至 1 周，员工月均离职率从 27% 降至 14%。

针对以中青年为主体的企业，大多存在高血压、糖尿病等慢性病患病率较高的问题。这类企业着重加强慢性病管理，如富士迈、台积电、3M、达丰电脑等企业，从健康体重着手，开展万步有约、减重比赛等健身活动；制定高血压防治管理规范，实行首诊测压负责制，实施 32 岁以上员工每年强制测压，新招工必须测压等管理举措；加强测压设施建设，添置智慧血压机等；成立健康自我管理小组，对中、重度慢性病患者进行系统培训。同时，加强健康食堂建设，倡导清淡饮食。达丰电脑年均测压超过 1 万人，通过一系列干预措施，高血压干预有效率从 2016 年的 44% 提升至 2019 年的 72.7%，有效防控了脑血管意外等并发症的发生。

《健康上海行动（2019—2013 年）》明确职业健康保护，提出开展健康企业建设，推进功能社区和职业人群的健康促进。如今，松江区每年重点开展 10 家企业健康干预项目，在健康促进制度、管理、支持环境、文化、干预项目等方面树典型、做示范，将健康促进融入企业管理，开展健康风险因素评估，分析企业健康主要问题和优先干预项目，推动健康促进工作的持续发展，致力为员工健康谋福祉。

57 ｜ "最美健身步道"上走出"健康嘉定"

◆ 上海市嘉定区爱国卫生运动委员会办公室

傍晚时分，家住嘉定城区的居民最惬意的一件事，就是晚饭后在嘉定环城河步道上走一圈，消消食、健健身。这条步道入选 2019 年首届"魔都最美健身步道"，已经成为嘉定市民健身的热门场所，也是近年来嘉定区加大对健康城市建设投入、提升百姓获得感的一个缩影。

"十三五"期间，嘉定区委、区政府将建设"健康嘉定"作为嘉定区的战略目标之一，列为"五个嘉定"建设之一。2019 年，嘉定区户籍人口期望寿命 84.44 岁，较 10 年前提高了 3.19 岁，达到发达国家和地区水平；嘉定区常住人口孕产妇死亡率为 0；常住人口婴儿死亡率 1.22‰，5 岁以下儿童死亡率 2.05‰，均达到或接近全国健康城市的最优水平。

取得今日的成绩，非一日之功。早在 1994 年，嘉定区作为中国与世界卫生组织西太区健康城镇——"农村向城市化发展的新城区"的第一批项目合作城市（区），在全国范围内率先开展健康城区建设项目，探索健康城市发展模式。2004 年起，嘉定区成功创建国家卫生城区、国家慢病综合防控示范区、国家妇幼健康优质服务示范区、全国文明城区、全国健康促进区等多项示范区。2013 年，在本市率先实现国家卫生镇全覆盖；2016 年入选全国首批 38 个健康城市试点市（区）之一。经过多年的建设，嘉定区在健康环境、健康社会、健康服务、健康人群、健康文化等方面成就满满。

以"美丽嘉定"建设为抓手，持续改善健康环境。近年来，嘉定区通过建设"美丽路段""美丽公园""美丽河道""美丽庭院""美丽公厕"等十大美丽系列示范点，积极推进绿色发展和循环经济，城乡环境愈发整洁。从获评上海市"最美公厕"的南翔智地公厕，到徐行镇曹王村拆违后的空地改建而成的"美丽庭院"，再到臭水浜整治后焕然一新的"美丽河道"外冈镇小横沥，这样的"美丽转身"，数不胜数。

以"大健康"理念为引领，构建全社会健康网络。嘉定区启动食品电子监管项目，推进食品安全视频监控系统建设，全面推行信息追溯管理办法，开展餐饮单位量化分级和监督公示工作；实施公交优先战略，开展道路交通安全行动；充分依托区内优质医疗资源及行业龙头企业，打造以细胞免疫技术、肿瘤精准治疗、中医药健康服务为特色的精准医疗与健康服务集聚区。

以全民健康覆盖为目标，不断完善城市健康服务。近年来，瑞金医院北院、海军军医大学第三附属医院两家三级甲等医院先后在嘉定区投入使用。2020 年上海孟超肿瘤医院的加入，给嘉定优质医疗资源队伍再添一员"大将"。对于志在争当健康城区排头兵的嘉定区来说，仅仅引进"高大上"的优质医疗资源，显然还不够。正因为如此，"3+X"家庭医生服务新模式、深化区域医联体建设、完善集约化医疗服务中心等一系列"接地气"的举措在嘉定落地开花。2019 年，嘉定区被国务院评为上海唯一的"公立医院改革真抓实干成效明显地区"。

以健康生活方式为核心，积极培育健康人群。清晨的远香湖畔，晨练的队伍里有这么一群人，他们的太极拳动作或许不够轻盈、飘逸，但每一个人都很专注，时不时相互交流，这是白银社区健康自我管理小组日常活动的场景，也是全区 300 余个健康自我管理小组的一个缩影。自 2007 年起嘉定持续推进市民健康自我管理小组建设，目前已实现全区村居全覆盖，健康自我管理理念深入人心。

以人文教化之城为载体，广泛营造健康文化氛围。嘉定区将 800 年的文化内涵和健康促进元素有机融合，动足脑筋，着力打造"市民健康文化节""市民健康科普活动周""市民健康工程"等健康促进品牌项目。开设

"健康有道"等专栏,利用"客堂汇""医嘉亲党员工作室"等党建服务品牌项目,开展健康教育进社区活动,传播健康知识,培育"知健康、促健康"的良好氛围,全面提升居民健康素养。

健康城市建设是一项系统性、整体性和持续性工程,健康城市建设永远在路上。2019年,嘉定区发布《"健康嘉定2030"规划》,提出"将健康融入所有政策",全方位、全周期维护和保障市民健康。一幅全民参与、共建共享、守望相助、持续奋斗的健康城区美好图景,正在嘉定徐徐展开。

58 | 打造四大健康服务集聚区

◆上海市嘉定区卫生健康委员会

如何更好推进健康服务业发展?嘉定作为上海"5+X"健康医疗服务特色集聚区布局中的重要组成部分,近年来全力推动健康服务业在嘉定集聚化、融合化、特色化、高质量发展,以精准医疗与健康服务为发展方向,全力打造"四叶草"布局的安亭、南翔、嘉定新城、嘉定工业区四大健康产业园,坚持特色鲜明、优势互补、错位发展、共同进步,引导产业聚集和转型升级,努力建成上海健康产业引领区、长三角健康产业示范区,打响全国精准医疗服务品牌,助力上海亚洲医学中心城市建设。

在健康服务业发展上,充分体现嘉定特色,重点凸显精准医疗的引领地位,建设以细胞免疫技术、肿瘤精准治疗、中医药服务、生物医药产业等为特色的精准医疗与健康服务集聚区。同时,推动中医药服务高质量发展,打造中医药特色的区域医疗服务中心;坚持医养结合,构建区域老年医疗护理服务健康快速发展环境。

在功能定位上,结合嘉定区产业现状,在安亭镇、南翔镇、嘉定工业区、嘉定新城形成了4个健康服务特色集聚区。在区层面政策可及的范围内,支持园区内已有的合法工业厂房用于开展各类社会办医疗机构,支持园区内已有的科研性质的合法房产设置医学检验实验室。支持高水平、国际化、集团化的医学检验、病理诊断、医学影像、消毒供应、安宁疗护等第三方专业机构在健康产业园内集聚发展。

安亭镇健康服务特色集聚区作为上海市"5+X"健康医疗服务业园区未来发展蓝图中的5个主要产业园区之一，以细胞科技和肿瘤治疗为主要特色，突出军地产业联动，下设3个园区，即安亭健康医疗产业示范园、安亭国际精准医学园、安亭国际医疗产业园。依照"一个方向、两个特色、三个园区、四个平台"的总体战略定位，推动健康医疗产业集聚化、特色化、国际化、品牌化和高质量发展。目前，产业园内已吸引了多家生物科技企业入驻，社会办医方面也引进了孟超肿瘤医院、乘黄美容医院、白泽医学检验所等，IVD加速服务平台、细胞资源共享平台等一批创新平台落户安亭国际医疗产业园。

南翔镇健康服务特色集聚区依托国内一流高校（复旦）在精准医学领域专业化优势，形成从精准预防、精准诊断到精准治疗的完整产业链条。依托高等院校，以服务国家和地方为己任，推进大学与地方，以及产业的协同创新，加快高校科技成果转化。目前，园区内引进了云检、复诺健、鹍远基因等具有独角兽潜力的精准医学企业，社会办医方面开设了慈源康复医院、至本医学检验实验室等。

嘉定工业区健康服务特色集聚区以生物医药行业为特色，在高端影像、植入介入、骨科材料、高通量测序、医药研发外包服务、健康管理和服务等方面全力打造较强的行业优势。目前最具影响力的企业当属联影公司（独角兽），此外还有贝瑞和康、新健医疗等提供健康服务的企业。其中，联影公司作为国产高性能医疗设备龙头企业，它的加入为嘉定精准医疗产业的发展提供了良好的基础。

嘉定新城健康服务特色集聚区以中医药产业为特色，形成中医药种植及科研转化、高端体检、康复医学等优质窗口型健康服务业的集聚地。集聚区以健康管理、健康金融、健康科技产业为重点，以移动医疗、中医药产业和健康配套产业为发展延伸，依托嘉定、辐射上海长三角、面向全国。目前引进了美年医疗集团、一康康复及部分提供高端医疗服务的门诊部等医疗机构。在凸显精准医疗的引领地位的同时，不忘推动中医药服务产业的高质量发展，打造中医药特色的区域医疗服务中心。

在相应政策引领下，4个健康服务集聚区功能定位明确，实行联动发展、错位发展、特色发展，立足区域资源禀赋，科学谋划各园区功能定位和发展目标，有效推动了健康服务业在嘉定集聚化、融合化、特色化和高质量发展。嘉定健康服务业正以改革的精神、创新的思路和务实的行动，倾心打造"健康嘉定"，让更多福祉惠及居民！

59 | 舒缓疗护，走好生命最后一程

◆上海市金山区金山卫镇社区卫生服务中心

"明年就是我们的金婚纪念日，可是他走了。他走的时候，我没有嚎啕大哭，也没有想象中的那么悲伤，不是对他没感情，也不是我没心没肺，而是我见证了他在这里最后的全过程。他走的时候没有痛苦、没受一点罪，很体面、很有尊严地走完了他最后的41天。"这是贺阿姨在送别她的老伴后，写给金山卫镇社区卫生服务中心安宁疗护病区的一封感谢信。

安宁疗护，也叫"舒缓疗护""临终关怀"。2014年10月起，金山卫镇社区卫生服务中心作为市政府第二批试点单位开展舒缓疗护项目，为晚期肿瘤患者或各脏器衰竭的生命终末期病人提供"身、心、灵、社"的全方面关怀，满足病人的最后愿望，让病人安详、有尊严地离世；并向家属提供援助，给予哀伤辅导，促进其早日回归社会。

安宁疗护病区开设之初，患者和家属的接受度不高，入住患者也不多。为此，金山卫镇社区卫生服务中心把"安宁疗护"理念，通过宣传墙、宣传手册、书籍、社区讲座、报纸、电视和微信等方式进行大力宣传，才慢慢消除了患者的一些顾虑。起初，医务人员不愿意到安宁疗护病区工作。为此，中心组织心理专家对医务人员进行培训和疏导，不定期组织座谈会。慢慢地，医务人员自愿在病区工作，并与患者建立了深厚的感情。

安宁疗护科配有医护人员 14 名，其中副高级职称医师、心理咨询师、高级心理护理师各 1 名，共收治患者 478 人，平均住院天数 28 天。病区单独设置在中心四楼，环境温馨，根据不同功能区域，以浅蓝色、淡粉色、淡绿、紫色等色彩加以区分，给人安静、温暖的感觉；进门的标语"前方无绝路，希望在转角"，更是给每位入住的患者以生活的勇气；所有病房全部朝南，入住的每位患者都能享受到充足的自然通风和光照；病房中的每个细节都为患者着想，淡色的墙壁、小碎花的床单、木质的家具柜、绿色的盆栽，少了一点医院的冰冷，多了一份家庭的温度。另外，病区开辟的关怀室、谈心室、陪伴室、配膳室、志愿者之家，更体现了人文关怀。

中心开展安宁疗护以来，先后获得社区公益组织、爱心人士和企事业捐赠，同时积极申请公益项目支持志愿服务活动，如"博爱申城"项目、上海市志愿者服务项目等，并建立"爱的港湾"志愿者之家，面向全社会招募志愿者。中西医、护理、心理、教育、法律等专业人士，社工，肿瘤康复患者及各界爱心人士不断壮大志愿服务队伍，截至 2019 年底，注册志愿者 264 名，总服务时间 15 000 小时。

除常规护理工作外，医务人员更多的时候是陪伴，包括为患者庆生、送上节日问候，在其生命的最后一程给予关爱和温暖。同时，中心也发动志愿者满足病人最后的愿望，如为久躺病床的病人理个发、协助有意愿的患者办理遗体捐献相关手续、协助患者及家属办理房产证过户、帮助患者找回亲情和亲人等，真正做到全方位优质服务。

爱是可以创造奇迹的。舒缓疗护病区收治的大多是医治无望的患者，但也有奇迹发生。罹患食管癌伴转移的蒋阿婆被宣告只有不到 2 周的时间，但经过舒缓疗护病区的生命支持疗法及人文关怀后，奇迹发生了。入住 4 个月，蒋阿婆被"舒缓疗护"拉出了"鬼门关"，最终昂首走出了基本"有去无回"的病区。

5 年来，病区共送走 496 位患者，90% 以上的患者临终时平静安详，给予家属莫大的安慰。病区不仅得到家属的肯定，也受到媒体关注和社会赞誉。安宁疗护团队"爱的港湾"先进事迹被各类媒体报道 70 余次，安宁疗护病区也成为全国临终关怀示范基地，以该病区为原型的话剧《生命行歌》先后于北京国家大剧院、上海国际艺术节亮相，并在河南、浙江、安徽等地巡演。

《健康上海行动（2019—2030 年）》明确，全面推广安宁疗护服务，广泛传播安宁疗护服务理念。金山卫镇社区卫生服务中心的安宁疗护，通过舒患者急、缓家属忧、疗身体痛、护心灵伤，推动安宁疗护理念深入人心，让更多生命在走到尽头的时候，能够有尊严地离去。

60 ｜ 区域医联体初步实现"大病不出岛"

◆上海市崇明区卫生健康委员会

对于生活在全市土地面积最大的崇明岛上的 70 万居民来说，虽地处医疗资源相对丰富的上海，却因地域特点和交通问题而一直处于相对"看病难"的状态。

为解决这一难题，崇明区从积极构建"以医疗为中心"的 1.0 版"新华—崇明"医联体，到在全国率先建立"以健康为中心"的 2.0 版"新华—崇明"紧密型医联体，通过整合共享医联体内医疗卫生资源，促进优质资源下沉，创新医疗保险支付方式等，推行全人群、全流程、全生命周期的健康管理，为崇明区 70 万百姓提供更安全、有效、方便、优质的卫生健康服务。

2011 年，为实现居民"大病不出岛"的目标，"新华—崇明"区域医疗联合体 1.0 版成立，这也是全国最早的医疗联合体。为给崇明输入优质医疗资源，新华医院派出 40 余名副高以上专家组成医疗团队常驻崇明，帮助区中心医院建设成为全区医疗救治中心和教学科研中心。在新华医院的支持下，2015 年，新华医院崇明分院（三级综合医院）正式揭牌。2017 年 3 月，时任国务院医改办主任王贺胜在崇明调研时提出，要在崇明建立新型的区域医疗联合体，并探索建立与分级诊疗制度相衔接的医保支付制

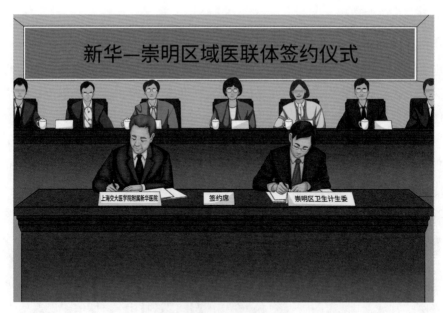

▲ 区域医联体实现"大病不出岛"

度。2018年1月，新华—崇明区域医疗联合体深化改革试点启动。

家住庙镇万北村77岁的刘阿婆有高血压、心脏病史与脑梗死后遗症。2019年10月初，刘阿婆突发急性脑梗死，经新华医院崇明分院治疗后，病情基本稳定，但留下了半侧肢体行动受限的后遗症，每次从家到医院做康复治疗，需要花1个多小时。根据医联体的分级诊疗制度，新华医院崇明分院神经内科主任施德建议，刘阿婆可转诊至家附近的崇明区第三人民医院或庙镇社区卫生服务中心，他会保持与基层机构的紧密联系，定期跟进康复情况。

这是"新华—崇明"紧密型医联体建设成效的一个缩影，是建设整合型医疗服务体系的尝试，也是坚持公益性方向、以人民健康为中心的建设宗旨体现。

2.0版"新华—崇明"紧密型医联体通过加强规划，合理确定了区域内医院的数量、布局、功能和规模。新华医院崇明分院是一家三级乙等综合性医院，重点在医院管理、学科建设、人才培养上与新华医院实现同质化发展，2020年初通过了上海第一批区域性医疗中心评审；上海市第十人民医院崇明分院为东部地区的医疗中心，2015年与市十医院确定紧密型合作模式，即将迎接"二甲医院"评审；区第三人民医院为西部地区的医疗中心，2015年与岳阳医院签订合作协议，逐步转型为以康复为特色的中西医结合医院；新建长兴岛二级综合医院拟于2020年9月开诊，以委托新华医院管理方式，建设成为辐射长兴、横沙两岛的区域性医疗中心。

此外，崇明区还通过组建"互联网+"区域集约化医疗诊断中心，实现医疗资源有效整合。依托本区卫生信息化建设，2013年底建成影像、临床检验、心电3个诊断中心，迄今已提供近200万人次的远程诊断服务。2020年将启动基于5G技术的超声远程诊断中心和医疗急救院前院内衔接系统建设。

医联体还积极发挥三级医院派驻资源作用，既让崇明百姓可以直接享受到三甲医院的优质医疗资源，也带动区内医疗水平提升。目前，三家市级医院共派遣副高以上专家119名，积极推广新技术；定期组织医联体专家下沉基层，提高农村居民的优质医疗资源可及性；开展基层医务人员轮训和病例讨论等活动，系统性提高社区诊疗水平和医务人员学术水平；开展康复患者转诊工作，提高医院治疗床位的使用效率等。

医联体也充分发挥专病联盟作用，先后成立了糖尿病、甲状腺疾病等在内的8个专病专科联盟，通过对基层医疗机构的业务支撑，提升其诊疗服务能力，同时制定相关的上下转诊标准，实现不同级别、不同类别医疗机构之间的有序转诊，构建分级诊疗新模式。

《健康上海行动（2019—2030年）》提出，至2022年，建设与发展一批布局合理、标准统一、定位清晰的区域医疗中心，形成多层次、多样化的整合型医疗服务体系；至2030年，形成较完备的区域医疗中心布局和服务体系模式。

崇明通过区域医联体建设，把岛内居民"大病不出岛"的憧憬变成了现实，倾力打造可复制、可推广的健康版紧密型医联体，未来希望更多的"崇明经验"在上海区域医联体建设中开花结果。

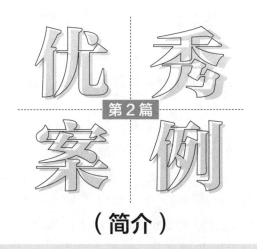

优秀案例

第2篇

（简介）

　　健康，与万千市民的生活息息相关：无论是苏州河健身步道的惬意，还是徐家汇公园篮球场的欢畅；无论是无障碍交通环境的打造，还是"黄金四分钟"急救的普及；无论是电视上的"气象健康预报"，还是地铁里的"中医中药文化"；无论是社区里的"心悦夕阳"，还是校园内的"洗手工程"……这80个优秀案例，包含着树立健康理念、养成健康习惯、改善健康行为、倡导健康生活的方方面面，以人为本，民心所向，健康至上，全人群给予关怀服务，全周期保障市民健康！

1 | 苏州河健身步道亮相长宁

◆ 上海市交通委员会
◆ 上海市长宁区建设和管理委员会

根据市委、市政府关于苏州河中心城区 42 千米岸线公共空间到 2020 年基本实现贯通开放的要求,长宁区积极推进苏州河健身步道(长宁段)建设,着力打造一条具有长宁人文景观特色的苏州河沿线健身步道。步道东起江苏北路,西至外环西河,全长约 11 千米。一期工程及二期东延伸段(江苏北路桥—双流路)已建设完成并向市民开放,二期西延伸段(双流路—外环西河)于 2020 年 7 月底完工。苏州河步道建成后,将与本区 6.25 千米外环林道生态绿道、3.7 千米新泾港沿线慢行系统连成网络,有效串联长宁区东西部绿地、商业、体育、文化、旅游等元素,着力打造一张形同"大拇指"的慢行生态网。步行舒适的彩色沥青、间或设置的健身器械和可坐可躺的多功能栏杆,共同构成市民休闲健身的新地标。

2 | 健康教育伴随青少年成长

◆ 上海市教育委员会
◆ 上海市科技艺术教育中心

上海市青少年健康教育主题活动自 2008 年起每年举办。活动以"健康生活,幸福成长"为主题,以健康教育课为主线,以活动为突破口,积极开拓进取,形成"一网、一营、两评比、三比赛、三专题、六主题日"的模式,内容涵盖食品安全、疾病防控、眼病防治、口腔健康、禁烟控烟、青春期保健、垃圾分类、日常保健等领域。活动面向教师、儿童青少年和家长,以网上知识竞答、作品征集、宣教资源包、读本编制、现场培训、夏令营、微信推文、媒体宣传等形式普及健康知识;以三组别比赛的形式提高学生健康素养；以优秀健康案例、健康社团评比发挥示范引领作用。如今，该活动已成为本市学校健康教育的品牌活动，是学校健康教育的重要抓手和途径。

3 ｜ 无障碍交通环境更有温度

◆ 上海市交通委员会

围绕"建设令人向往的卓越的全球城市，使城市始终有温度、更加宜居宜业"的目标，上海市交通委不断加大无障碍交通环境建设力度和资金投入，持续改善残疾人出行环境和便捷程度，努力建设对老年人、残疾人最友善的公共交通及无障碍环境最完善的城市，组织实施全市范围内无障碍交通环境整改，取得显著成效：基础性无障碍设施持续完善，整治完善中心城区主次干路、人流集散区、风貌区、商业区道路，2019年完成超过170余千米盲道的整治和完善工作；无障碍载运工具逐步增加，有计划增加无障碍出租车、无障碍公交车的投放数量；无障碍服务水平不断提升，交通无障碍建设标准不断推进。

4 ｜ 建成 170 家食品药品科普站

◆ 上海市市场监督管理局

《上海市食品药品安全"十三五"规划》提出，"十三五"期间，要完善公众科普机制，形成自建、共建和社会科普阵地协同发展的立体化宣教格局，在政府、高校、企业中遴选一批食品药品安全科普教育基地，充分发挥检测机构、基层快检室和大型食品、药品、医疗器械生产企业的专业优势，把科普宣传场馆（地）建成科普宣传、教育培训、咨询服务、现场体验、沟通交流的重要窗口。本市自 2016 年起,陆续在基层市场监管所、食品生产经营企业和社区服务中心等建立食品药品科普站。目前已建成食品药品科普站 170 家,覆盖 16 个区。科普站包括阅读区、展示区、现场服务区和互动体验区等,在一定程度上提高了市民对食品药品安全的知晓度和满意度。

5 | 学会急救,把握"黄金四分钟"

◆ 上海市红十字会

"开展应急救护培训,普及应急救护、防灾避险和卫生健康知识"是中国红十字会的传统工作和法定职责。为让更多市民掌握急救知识和技能,把握好心源性猝死急救的"黄金四分钟",上海市红十字会积极开展在公共场所设置 AED 和市民操作培训工作,并推进公众参与社会急救的法律保障。2012 年以来,本市红十字应急救护师资培训 5000 余人次,救护员培训 20 余万人次,普及培训近 400 万人次。自 2015 年 9 月启动在公共场所设置 AED 项目以来,截至 2020 年 4 月,已累计设置 AED 1600 余台,设置点包括虹桥火车站、轨道交通站、浦东国际机场、东方明珠电视塔、上海环球金融中心、上海国金中心、自贸区办事大厅,以及部分养老机构、体育场等。掌握自救互救技能、在公共场所设置 AED,不仅是城市文明进步的体现,也是上海建设社会主义国际大都市乃至全球城市必须完成的目标。

6 | 带量采购,降药价惠民生

◆ 上海市医疗保障局

按照国家要求,借鉴国际经验,结合上海实际,本市依托"上海市医药采购服务与监管信息系统"(简称"阳光平台"),分3批对部分临床常用药试点带量采购,坚持"招采合一、量价挂钩",42个中标药品在保证质量和供应的基础上,价格平均降幅超过50%。

相比以往的药品集中采购方式,上海的带量采购试点回归招采本意,实现了"招采合一、量价挂钩",重塑了市场机制作用下的价格形成机制,更有利于激励生产企业提高药品质量,更有利于挤干药价水分,更有利于规范医药购销领域业态。

各方一致认为,上海自2015年起开展的3批带量采购试点工作,为2018年底国家组织药品集中采购和使用试点提供了良好的改革经验和实践基础。

7 | 预报气象,也预报健康风险

◆ 长三角环境气象预报预警中心

长三角环境气象预报预警中心在研究气象、大气污染对健康影响的基础上,建立了气象敏感疾病的健康风险预报服务制度。通过与卫生、教育和民政等部门合作,面向广大市民,特别是易感人群,发布感冒、儿童哮喘、慢性阻塞性肺疾病、中暑等疾病气象环境风险预报,提醒市民注意防范极端天气和大气污染造成的健康风险;创建并推广兼具服务和科普功能的健康气象微信公众号,关注用户数超过10万人;2014年至今共发放相关科普材料30余万册。

健康气象风险预报服务是响应健康中国行动计划、惠及民生的具体行动,在健康上海建设过程中发挥了积极作用,该项服务受到市民和用户单位的广泛好评,获得中国气象局气象服务创新大赛二等奖。

8 ┆ 健康促进惠及 20 余万医务职工

◆ 上海市医务工会

为积极贯彻落实《"健康上海 2030"规划纲要》和市总工会关于深化健康服务体系、积极推进健康企业建设等相关工作要求,上海市医务工会制定《上海市医务职工健康促进工作实施方案》,2018 年 7 月起在全市卫生健康系统启动医务职工健康促进项目。项目主要针对各类影响医务职工身心健康的危险因素,实施积极有效的健康干预,努力满足医务职工的各类健康需求,为开展医务人员健康促进工作创造良好的健康支持性环境,全面提高医务职工健康素养水平,逐步改善医务职工健康生活方式,提高经常参加体育锻炼职工人数比例,全面提升医务职工身心健康水平,推进健康促进场所的建设,为开展职业人群健康促进做好示范引领。项目在全市卫生健康行业实施,惠及 20 余万医务职工。

9 ┆ 机关就餐健康,我们来守护

◆ 上海市机关事务管理局
◆ 上海上勤餐饮管理有限公司

上海上勤餐饮管理有限公司承担着市级机关餐饮服务保障工作。半个多世纪以来,始终以"就餐者的需求就是我们的追求"为宗旨,形成了一套独特的管理制度、服务理念和具有政府机关后勤服务特色的管理模式。目前,公司为上海市多家市级机关及大中型国有企业提供餐饮服务保障,日均为 2 万余人次的就餐者提供优质的餐饮服务。

为积极响应上海市健康促进委员会号召,贯彻落实健康中国战略,履行第九届全球健康促进大会上发布的《上海宣言》,推进健康上海建设,公司积极倡导健康餐食,着力实施"建立机制制度,改进烹饪技术，注重就餐质量"，确保食材安全和菜品营养，为机关就餐者的健康保驾护航。

10 | "降糖大米"让"糖人"享口福

◆上海市农业农村委员会
◆上海市农业科学院作物育种栽培研究所

日常食用的稻米被认为是高血糖生成指数的食物，而上海市农业科学院作物所选育的"降糖大米"，血糖生成指数仅为48.54，属于低血糖生成指数食物，其抗性淀粉含量高达13%以上，是普通水稻的20倍以上。抗性淀粉有降低餐后血糖和胰岛素应答、提高机体对胰岛素敏感性、预防便秘和结肠癌等重要功能。研究团队为促进上海市民，特别是"糖人"的健康，加大科技攻关，培育出系列降糖米品种，相关研究成果获得2017年度上海市科学技术发明奖二等奖。研究团队还发明了一种以降糖稻米为原料的大米加工方法，新开发的"优糖米粉"和"优糖饼干"因为口感及功能兼具，受到"糖人"们的高度认可。"降糖大米"在缓解糖尿病患者"吃饭难、吃不饱"难题的同时，也为促进广大市民的健康做出了贡献。

11 | 徐家汇公园汇聚"灌篮高手"

◆上海市绿化市容局
◆上海市徐汇区公园管理所

徐家汇公园篮球场于2004年建成开放，共有标准场地三片，坐落于绿化之中，场地面积1600平方米，配有夜间灯光照明设备，与徐家汇商圈遥相呼应。篮球场正式开放以来，徐汇区公园管理所积极贯彻《全民健身条例》《上海市市民体育健身条例》的内容与要求，以志愿服务为宗旨，发挥社区公共体育设施示范作用，让篮球场作为提升社区群众身心素质的有效平台，成为社区精神文明建设的主要阵地。2006年，徐家汇公园篮球场被命名为徐汇区志愿者活动基地。徐汇区公园管理所十分重视相关配套工作的完善，加强管理措施、提升服务功能、扩展社会影响度，努力把篮球场建设成促进精神文明建设的一个阵地，在徐家汇地区构筑出一道美丽的体育风景线。

12 ┊ "健康乐动"为员工强体质

◆ 上海市总工会
◆ 中国电信上海市工会

以服务员工为中心，以促进员工身体健康为目标，"健康乐动"添活力项目通过线上线下系列活动，全面普及健康知识，加强健康教育，推广健康活动，倡导健康生活。

在公司工会推动下，外延服务"手臂"，精选健康课程送基层；内聚活力团队，培养健康教练勤带教；共筑"乐动"品质，组织专项训练营促健康。通过共建共享、动静结合、资源下沉，满足员工的多元化需求，扩大员工文体活动的参与度和辐射面；引导和促进员工塑造自主自律的健康行为，帮助企业培育"快乐工作、健康生活"的良好文化理念，倾力打造属于企业的"健康生产力"。未来，上海市总工会将进一步扩大和提高基层工会"健康乐动"项目的推广度和参与度，实施员工健康服务行动，让健康与活力在员工中延伸与扎根，不断提升广大员工的健康获得感、幸福感，助力员工畅享美好新生活。

13 ｜ "救火英雄"王海滨康复之路

◆ 上海市残疾人联合会
◆ 上海市养志康复医院（上海市阳光康复中心）

"救火英雄"王海滨于 2015 年 12 月 29 日入院进行康复治疗。全院组织多科室专家进行讨论，确定多学科团队康复治疗模式，制定专业康复治疗方案。经过康复训练、心理康复、职业康复等一系列治疗后，王海滨从入院时无法翻身、起坐、站立，变为出院时能不借助辅具，以每小时 4 千米的速度慢跑 20 分钟、独立上下 7 层楼。除可以独立完成穿衣、洗漱、进餐、如厕、写字、打电脑等日常活动外，他还能进行打乒乓球、踢足球等中等强度的体育运动。如今，王海滨已重新回归社会，并开办了自己的志愿者工作室。

14 ｜《名医话养生》：健康科普树品牌

◆ 上海广播电视台东方卫视中心

传播正确的健康知识，打造具有影响力的健康科普品牌，始终是上海广播电视台《名医话养生》栏目努力的目标。《名医话养生》节目脱胎于上海电视台新闻综合频道有 20 年历史的知名健康科普栏目《名医大会诊》。《名医》系列健康科普栏目获得"2017 年度上海市科技进步奖三等奖"、中国广播影视大奖第 23 届"星光奖"电视科普节目大奖、2015 年上海科普教育创新奖科普传媒一等奖等奖项。栏目先后出版三本健康科普系列丛书，累计销量约 50 万册。这档有着 20 年历史的品牌节目于 2019 年全新升级创制，登陆东方卫视，在全国范围传播科学养生知识，更好地发挥上海医疗资源的辐射效应，满足全国人民对高质量生活的期待，助力健康中国建设。

15 年轻医生变身"健康演说家"

◆ 上海教育电视台

《健康演说家》是由上海市卫生健康委员会、共青团上海市委员会、上海教育电视台、上海市医药卫生青年联合会共同打造,以健康为主题、以演讲为主要形式、以全媒体为传播方式的全国首档医学电视演讲节目。参加演讲的 19 位演说家从全市青年医务工作者中层层海选出来,通过新颖的 8 分钟主题演讲形式,告诉观众原创、权威、实用的健康知识,粉碎一个个曾充斥于微博、微信的健康谣言。节目播出后,取得很好的社会效应,各大媒体纷纷对这档没有明星、没有引进模式、没有市场炒作成分的原创节目给予高度评价,认为这是一个扎根本土、关注民生的中国原创好节目。同名书籍《健康演说家》也在节目播出后及时出版,并举办了"健康传播的变革与创新"主题研讨会。

16 户外出行者同上《健康公开课》

◆ 上海东方明珠移动电视有限公司
◆ 上海市健康促进中心

上海市卫生健康委员会、上海市健康促进中心与上海东方明珠移动电视联合推出全国首档户外健康类脱口秀节目——《健康公开课》。该系列节目从 2019 年 1 月 1 日开始播出,由上海数百家医院的上百位专业医师讲健康、讲知识,内容涵盖运动、饮食、慢性病、中医药、急救、疫苗等,贴合社会实际,满足群众需求。节目新颖活泼,各专业医师以亲切亲民、轻松风趣、多才多艺的表现形式,展现了上海青年医务工作者的风采。全上海地铁、公交、楼宇的 6 万多个屏幕上,出行在外的人们每天都能看到、听到医师们生动有趣地普及专业健康知识,从中受益。《健康公开课》获得第四届全国卫生健康微电影优秀奖、中华医学会科学普及分会优秀科普作品等荣誉。

17 ┊ 健康科普周，医院开放日

◆ 上海申康医院发展中心

为贯彻实施健康中国战略、《"健康上海 2030"规划纲要》等要求，上海申康医院发展中心于 2019 年 9 月 1 日～7 日在全市 38 家市级公立医院同步举办以"卓越申城、健康先行"为主题的首届"市民健康科普宣传周"及"医院开放日"活动，集中向市民代表展示了包含 218 个健康主题的 248 场科普活动，开放了 188 个医院特色区域，2500 余人次医务工作者参与健康科普宣传和市民跟岗体验的带教任务，累计接待市民代表超过 1.6 万人次。作为国内首个由办医主体举办的规模如此大、透明度如此高、参与度如此广的市级公立医院集中开放活动，充分发挥了医务人员在健康知识普及行动中的主力军作用，通过沉浸式体验和零距离跟岗等方式持续开展全民健康教育，让市民代表切身感受医疗科技的创新发展与现代医学的人文情怀，让"健康上海、人人参与、人人受益"的理念惠及民众、深入人心。

18 ┊ 中医药知识普及进校园

◆ 上海中医药大学

上海中医药大学及其附属龙华医院开展中医药知识普及进校园活动已有 10 年之久，获 2019 年度上海市科学技术普及奖一等奖、2018 年上海市科普教育创新奖科普贡献奖一等奖。编写全国首套《中小学生中医药科普读物》丛书 8 册，目前销量已达 30 000 余套；开发的《健康的青春最飞扬》微课程获中国出版协会第六届中华优秀出版物音像电子类提名奖；出版《儿童健康启智丛书》5册；建立上海中医药大学中医药文化科普实践基地，帮助中小学建设中药百草园、中医药标本陈列室和中医药科技实验室；2017年，与闵行区共建附属小学、中学、高中，开设面向教师的市级共享中医药科普课程；连续多年开展青少年中医药启蒙夏令营活动，已有2000多名中小学生参加；搭建国内首个面向中小学生的中医药慕课科普平台，如今已有10万名青少年注册学习。

19 | 师生健康，让"艾"远离

◆ 上海外国语大学

作为教育部指定的上海高校防"艾"试点单位，上海外国语大学防"艾"工作团队近13年来坚持开展一系列活动："预防艾滋病反歧视青少年同伴教育"普及大班（全体新生）课程、"小班同伴"师资培训、"世界艾滋病日"主题活动等。

2012年以来，学校将防"艾"课程纳入学校通识选修课的教学计划，并作为特色项目参与学校精神文明建设考核。团队带领同伴志愿服务队积极配合市教委和市红十字会，做好高校防"艾"反歧视的传播引领者，组织松江大学城7所高校举行专题座谈、带领部分高校举办防"艾"同伴教育核心主持人骨干研训班。2014年，引领推出"大手牵小手"防"艾"宣传进高职校，将防"艾"活动辐射到高中、职技校；截至2018年，全市共有26所高校结对、32个高职校参与。团队还专设微信公众号，为需要帮助的同学提供便利，加强社会大众，尤其是青少年群体预防艾滋病的意识，培养学生的社会责任感和使命感。

20 ｜ 红十字：洒向人间都是爱

◆ 上海市医院协会

为贯彻落实健康中国战略，发扬红十字精神，发挥协会人才资源优势，履行健康中国建设使命，上海市医院协会自2013年起，在每年的"世界红十字日"前后，组织本市20多家三级医院优势学科的80多名专家在静安公园开展"洒向人间都是爱"红十字大型义诊活动。为扩展活动的深度和广度，2016年，协会医务社工专委会成立"上海市红十字白求恩志愿医疗服务队"，发展至今已有11家医院的志愿服务分队、350余名医务志愿者加入。各服务队利用业余时间开展志愿服务，活动开展常态化、多元化；2018年，设计活动专属LOGO（标志），增设家庭医生签约指导服务；2019年，推出线上科普讲座和咨询服务。7年来，活动累计为市民提供现场健康咨询4万余人次，线上咨询5万余人次，科普1.6万人次。该项目先后被评为"公益之申十佳公益项目"和上海市红十字会"博爱申城"优秀项目，成为本市公益典范之一。

21 ｜ 开办老年合理用药大学分校

◆ 上海市执业药师协会

上海市执业药师协会为帮助老年人掌握合理、安全用药的基本知识，筹建老年合理用药大学（上海）分校，并于2017年首批开办6所分校。老年合理用药大学按照全国统一要求，采用全国统一教材，系统培训统一师资，举办老年合理用药学习班，学习结束后向学员颁发由国家开放大学签署的结业证书。截至2019年，上海已建立15所分校，分布于黄浦区、徐汇区、长宁区、静安区、虹口区、杨浦区、松江区、奉贤区、浦东新区等，区域覆盖率达56.3%，参加学习1030人。老年合理用药大学分校的药学科普不断延伸至社区及居民家庭,合理用药理念逐步融入居民生活,产生了较大的公众影响力和良好的社会效益。此项工作在 2017、2018、2019 年获得上海现代联合会优秀活动奖。

22 | 青春阳光同伴,共享生育关怀

◆上海市计划生育协会

上海市计划生育协会作为党和政府联系广大育龄群众和计划生育家庭的桥梁和纽带,近年来着力探索在新形势下为计生家庭健康服务的模式,以"生育关怀"项目为抓手,针对"一老一小"两大重点人群,创建"青春健康"和"阳光大课堂"两个公益服务品牌,提供健康知识,增强健康理念,促进家庭健康和谐。从计生特殊家庭到青少年、从课堂到舞台、从社区到全市,市计生协始终坚持以健康管理为先、以人文关怀为重,立足社区,把服务送到青少年和计生特殊家庭的身边,帮助他们树立健康理念、掌握健康知识、拥有健康心理,让青春和阳光共享健康欢乐。

23 | 近视防治融入青少年成长

◆上海市学校卫生保健协会

居高不下的青少年近视患病率成为困扰儿童青少年、家庭、学校、社会的健康问题。为此,上海市学校卫生保健协会牵头策划并实施"上海市青少年近视防治健康传播计划",出版全国首本青少年近视防治漫画读本;开展"爱眼公益校园行"活动;举办让"视"界充满爱——首届上海市青少年爱眼护眼高峰论坛。从策划到实施,项目共发放 2000 余本科普读本,走进 34 所中小学、24 个社区,开展近 60 余次近视防治科普活动,累计参

与人员近千人，获得了各界关注和好评。项目开展评估及反馈工作，并逐步形成模式规范，向更广泛人群推广，让近视防治健康知识融入儿童青少年的成长，为健康中国战略、健康上海行动尽一份力量。

24 │《肿瘤科普在掌间》开创新模式

◆复旦大学附属肿瘤医院

2018 年 5 月，复旦大学附属肿瘤医院在喜马拉雅 FM 平台开设全国首个以医院为主体的肿瘤科普短音频专题节目《肿瘤科普在掌间》。该节目有着传播形式创新性、科普内容多元性、传播效果有效性的特点，同时首创"肿瘤科普 + 社会公益"新模式，在行业内具有引领示范效应。截至 2020 年 5 月，节目累计播放量 11.8 万次、粉丝总数 3248 人、订阅数 8037 次；多个节目收听量突破 5000 次，其中《肿瘤患者怎么吃出营养》收听量逾 1.1 万次。作为公益收费节目，截至 2019 年 4 月共募集善款 6 万余元，医院将这些收益善款分批为 300 余位在肿瘤医院从事志愿服务的社会志愿者建立健康档案，并对部分有癌症高危风险且在肿瘤医院志愿服务时间达标的志愿者免费提供癌症早期筛查项目，做到早诊早治。

25 │ "近视小飞侠" 眼健康之约

◆复旦大学附属眼耳鼻喉科医院

"近视小飞侠"是复旦大学附属眼耳鼻喉科医院视光学科的医疗服务品牌，由青年医师团队组成，资深的视光学主任医师、教授作为指导老师。该品牌充分利用视光学博士团队的专业优势，用通俗易懂、寓教于乐的方式对近视眼防控与治疗进行全方位科普宣教，建立儿童眼健康系列科普平台。截至 2019 年底，"近视小飞侠"进入 40 余所学校、11 个社区、18 家幼儿园，筛查 12 000 余人次，开展科普讲座 50 多场，宣教 4000 余人次；开通网络科普直播，累计获 28 万关注量；为农民工子女和福利院儿童做视力及眼病筛查，服务 2000 余人次；累计资助近千名困难家庭患儿，让近视及眼病患者更好地投入社会、工作、学习和生活。他们就像童话中的"小飞侠"，带领大家"飞"到远离近视、远离眼镜的"梦幻岛"健康成长、快乐生活。

26 | 线上线下全程管理糖尿病患者

◆ 上海交通大学医学院附属瑞金医院

伴随经济发展和社会老龄化，糖尿病患病率显著上升，给医疗卫生事业带来极大挑战。在院长宁光院士倡导下，由中国医师协会发起，上海交通大学医学院附属瑞金医院开展"国家标准化代谢性疾病管理中心（MMC）"项目建设任务，以"一个中心、一站服务、一个标准"为理念，通过先进的诊疗设备与物联网技术相结合，为糖尿病患者打造线上线下、院内院外、多重获益的全程管理模式。

截至 2020 年 5 月，创建 400 多个标准操作规程（SOP），在诊断、治疗和管理等方面规范操作，推出"代谢一体机""MMC 医家 / 管家"APP 等人工智能产品，覆盖全国 30 个省市区的 600 余家医院，管理近 20 万名糖尿病患者。这一举措为中国慢病管理提供了新的思路。该项目于 2019 年入选第二届"上海医改十大创新举措"，并获得 2019 度年上海市技术发明奖一等奖。

27 "三级医院 + 社会办医"共建医联体

◆ 上海交通大学医学院附属仁济医院南院

2018 年 4 月 19 日，"仁济医院南院—上海同康医院医联体"正式签约成立，成为沪上首家三级医院与社会办医机构建立的医联体。自此，1700 名住院老人享受到了三级医院优质医疗资源服务。医联体通过创新实践导师制专项技术人才培养（暨"人才造血工程"）、医联体联席管理模式、医疗服务同质化、区域内养老服务体系发展四大赋能策略，"补齐"分级诊疗体系中民营医院在管理、技术、人才、服务方面的 4 块"短板"。同康医院医疗业务稳步提升，收入结构日趋合理，医保费用使用逐渐规范，患者满意度不断提升。百姓口碑相传，获闵行区"文明单位"称号；老年人跌倒发生率低于千分之一，同比下降 75%；2019 年位列闵行区护理质控检查第 2 名、老年护理质控第 1 名；医护人员离职率降低至 3%，远低于同类机构平均水平。

28 医体结合促儿童青少年体质健康

◆ 上海交通大学医学院附属上海儿童医学中心

上海交通大学医学院附属上海儿童医学中心承担的上海市加强公共卫生体系建设三年行动计划"医体结合促进儿童青少年体质健康的策略和方法"项目，以上海地区中小学生、家长及教师为核心群体，从监测网络建设、公众健康观念提升、循证依据收集及指南制定角度，推动一系列促进儿童青少年日常身体活动和体育运动的健康发展举措。项目实现多项突破：建立亚洲地区规模最大的学生身体活动监测网络；制定国内首部《儿童青少年身体活动指南》，得到国内权威儿科学会及国际学术界高度认可，并由上海三大委办局联合推荐，在全市推广普及。项目负责人、上海交通大学医学院副院长江帆作为唯一一位中国大陆地区专家，应邀成为世界卫生组织指南的专家组成员。

29 | 呵护患儿，打造有温度的医院

◆上海交通大学医学院附属上海儿童医学中心

上海交通大学医学院附属上海儿童医学中心建设上海市儿童重大疾病数据合作应用中心，建立多元化儿童健康科普宣传平台，全面提升儿童健康素养。建立产前产后一体化诊疗模式，成立"中国心脏出生缺陷一体化诊疗协作组"，撰写《中国胎儿心脏缺陷诊断规范和临床评估专家共识》，建立上海心脏出生缺陷产前产后诊疗转诊网络；温暖守护患儿"生命最后一程"，在国内率先开展儿童舒缓疗护项目，填补大陆地区儿童临终关怀的空白，截至 2019 年底，已为全国 22 个省市 45 家医院开展儿童舒缓疗护培训；医院的医务社工助力打造"最有温度的医院"，截至 2019 年底，共募集善款突破 2 亿元，建立 30 个公益空间，设立 42 项慈善基金，累计救治上万名贫困患儿；该院还通过 AI 技术，将智能导诊、预问诊、诊前检验、辅助诊疗融入儿科诊疗全流程，提升就医体验。

30 | "名中医工作室"送医入社区

◆上海中医药大学附属龙华医院

上海中医药大学附属龙华医院以"名中医工作室"为核心和纽带，建立"名中医工作室"三级医疗服务体系，将名中医的临床经验推广到社区和基层医院，让名中医的资源服务于社区民众。与徐汇区卫健委签订名中医进社区协议，探索建立慢性疾病三级联动诊疗机制和全程管理平台，建

立海派中医流派基地工作室；与徐汇区政府合作，开展徐汇区基层医院中医人才培养专项工作；与闵行区卫健委携手，开展闵行区中医专家社区带徒项目；与上海市第七人民医院签署协议，建立浦东新区名中医工作室。该项目在一定程度上缓解了患者"看名中医难"的问题，同时对提升基层医院中医诊疗水平起到良好效果；立足社区开展慢病管理工作，有助于提高人民健康水平。

31 人工智能助力，医患"双减负"

◆ 上海市第十人民医院

上海市第十人民医院精准对接人民群众健康需求，积极推广人工智能应用，包括癌症中心的人工智能"沃森医生"、胸痛中心的智能分诊机器人"小徐"＋智能手环、眼科中心的人工智能眼科筛查系统、放射科的 AI 辅助读片诊断系统，以及急诊科的人工智能急诊辅助诊疗系统，为提升医疗服务水平和效率精准助力，其前瞻性、引领性、创新性受到社会各界、业内同行和公众媒体的广泛好评。在众多落地应用中，被大家亲切地称为"蛋壳椅"的人工智能急诊辅助诊疗系统，尤其受到医患双方青睐。通过智能急诊预问诊、检伤分级、分诊、推荐检验检查、多学科诊断、自动医嘱等功能建设，实施急诊"一站式"人工智能服务模式，大幅缩短急症患者等待时间，解决民众关心的就医"三长一短"问题，为医患"双减负"。

32 社区肺癌早筛及防治一体化

◆ 上海市胸科医院

上海市胸科医院将重点慢性病防治和肺癌早诊早治相结合，与徐汇区卫健委合作，开展"社区肺癌早筛及防治一体化"项目。这是国内最早的社区规范化肺癌早筛项目。2013 年，项目一期阶段通过低剂量螺旋 CT 检查，在徐汇区筛查肺癌高危人群近万人，肺部小结节检出率达 22%，高度疑似肺癌患者占比为 1.83%；较传统方式的早期肺癌检出率提高 70% 以上，达到国际一流水平。同时，总结出一套符合中国特色的肺癌筛查"高危指数"，在全国范围推广应用。

2018 年，项目进入二期，形成了"筛查及防治一体化"格局，人群覆盖徐汇区家庭医生所有签约居民，并建立起三甲医院与社区卫生服务中心之间双向转诊、上下联动、资源共享的分级诊疗新格局。截至 2020 年 5月，已有 59 位患者完成了手术治疗，早期肺癌患者 5 年生存率 100%。

33 | 创造肺癌诊治"中国速度"

◆ 上海市肺科医院

2019 年上海市科技奖励大会上，上海市肺科医院肿瘤科周彩存团队凭借"肺癌精准化诊疗策略建立与推广应用"项目荣获科技进步奖一等奖。历时 15 年，该团队通过"基础—转化—临床研究"的模式，深入解析靶向药物耐药机制，建立并优化肺癌精准诊疗策略和全程管理路径，改变中国肺癌整体诊疗模式，使患者总生存期延长至 3.5 年以上，并在基础研究方面提出"肿瘤双驱动基因克隆进化"新理论，相关成果被美国国家综合癌症网（NCCN）、欧洲肿瘤学会（ESMO）等 10 项国内外权威指南推荐用于临床。同时，医院致力于推动早期诊断，团队最早在国内开展分子标志物（肺癌自身抗体谱和循环肿瘤细胞）用于早诊研究，为制定我国肺癌筛查的新规范提供了新型解决方案。

34 | 从家长学校到"儿童健康大讲堂"

◆ 上海市儿童医院

上海市儿童医院利用三级儿童专科医疗机构的资源优势与开展互联网医疗服务的坚实基础，于 2014 年成立"上海市儿童医院家长学校"公益健康教育平台，2019 年更名为"儿童健康大讲堂"。截至 2020 年 5 月，儿童健康大讲堂已累计开办 278 期，线上线下受众数十万人次，已建立起完善的家长健康教育和儿童健康促进知识体系，形成线上线下顺畅运行的健康教育服务模式，具备鲜明的"互联网＋健康教育"特色。儿童健康大讲堂的持续开展，推动了儿童健康知识的普及和家长育儿素养的提升，对促进儿童健康和发展产生了广泛影响，先后获得上海市最受喜爱的志愿服务项目、上海市卫生计生系统医疗服务品牌、中国医院协会医院科技创新二等奖、上海市科普教育创新奖三等奖等奖项。

35 | "开心俱乐部"为居民解"心"事

◆ 上海市精神卫生中心

精神健康是健康不可或缺的重要组成部分。居民的精神健康需求随着经济发展和生活节奏的加快日益增多，抑郁和焦虑问题最常见。由于社区缺少便于操作且能让居民接受的心理健康服务，居民缺乏情绪管理的知识和技巧，故延误治疗和迁延不愈状况普遍存在，严重影响居民生活质量。市精神卫生中心通过在社区中培养心理健康促进员，为有需求的居民组建"开心俱乐部"和"同伴小组"，采用寓教于乐的方式开展社区简易心理干预服务，将情绪识别和管理的技能融入互动体验和小组活动中，并积极利用社区资源，发挥居民自身的主观能动性，形成自助、互助、主动求助的氛围，帮助社区居民提高心理健康素养、改善心理健康状况，深受社区居民欢迎。

36 ┊ 为 3 ~ 5 岁儿童免费涂氟防龋

◆ 上海市口腔病防治院

为促进上海儿童口腔健康水平提升，根据上海市加强公共卫生体系建设三年行动计划（2015—2017年）部署和要求，在市卫健委领导下，上海市口腔病防治院组织全市各区开展"上海市 3 ~ 5 岁儿童免费涂氟防龋"口腔惠民项目。该项目是本市首次对幼儿园儿童开展全覆盖、多轮循环免费涂氟防龋措施的应用和推广，在 3 年内惠及 3 ~ 5 岁儿童共计 46 万余人，覆盖率超出全国同类项目，使全市儿童乳牙龋病得到有效控制，5 岁儿童乳牙患龋率从 65.18%（2015年）下降到 62.82%（2017年），获得很好的社会效益。项目的实施推动了本市口腔公共卫生服务能力和水平的提高，建立了上海学龄前儿童防龋工作的长效机制，为助力健康上海建设打下了坚实的基础。

37 ┊ 打造脑卒中闭环服务圈

◆ 上海市东方医院

脑卒中是急危重症，在我国居民死亡原因中位列第一，同时具有高发病率、高复发率和高致残率的特点，已引起我国政府和全社会的重视。国家卫健委专设脑卒中防治办公室，上海启动"脑卒中预防与救治服务体系"建设。上海市东方医院神经科高度重视脑卒中的急救与防治工作，在政府和医院的指导支持下成立脑卒中中心，率先在全市启动脑卒中院前院内一体化救治模式和多模式 CT 指导下的动脉取栓，开展浦东新区脑卒中高危人群筛查，同时不断优化院内救治流程，与院前急救人员无缝连接，将 DNT 缩短至 30 分钟以内，并最终形成了脑卒中急救的"东方模式"，真正实现全流程闭环管理，即"社区—'120'—医院—社区"的脑卒中闭环服务圈。

38 | 9 次承担中国极地科考医保任务

◆ 上海市东方医院

在极地恶劣环境下保障中国极地考察科技精英们的生命安全和健康是国家重任。上海市东方医院是承担极地医保任务最多的医院，2015 年至今共承担了 9 次中国南北极科考医保任务，其中 2 人去了两次。该院是唯一设立"国家极地考察医学技术服务与研究中心"的医院，刘中民院长亲自担任主任，执行主任余万霰以科学家身份赴南极科学考察，主持完成了国家极地战略基金重点项目在内的多项极地医学课题。该团队掌握丰富的极地特种诊疗经验，努力创立世界一流的中国极地特种医疗保健技术体系，为中国在南极现场保持"零"死亡世界纪录提供关键性技术支撑，具有国家重大战略内涵；同时开展中国极地保健成果民用推广工作，为健康中国行动做出新贡献。

39 | 打造"华疗特色"慢病服务模式

◆ 华东疗养院

在健康中国战略下如何构建慢病管理服务新模式？在健康理念指引下，华东疗养院以健康为目标，不断致力于推进医疗保健从单纯医疗向健康促进一体化转型，充分发挥优势，资源整合，探索出集医疗保健、营养保健、运动保健、心理保健及其他疗养保健因子"五位一体"的慢病服务新模式；倡导树立正确的保健理念，加强健康管理流程，主张建立以三级预警做好个体健康追踪链、团队分析做好人群风险评估链、转诊接续做好全过程健康管理链为主的"三链相接"全过程慢病管理体系。华东疗养院慢病服务模式对建立健康生活方式，预防疾病，促进健康起到积极作用，赢得了广大疗养人员和社会各界的好评与关注。

40 ┊ 免费为 153 万老人接种肺炎疫苗

◆ 上海市疾病预防控制中心

为积极应对人口老龄化带来的公共卫生问题与挑战，上海自 2013 年起将"为 60 岁及以上老年人接种 23 价肺炎球菌多糖疫苗"作为新增重大公共卫生服务项目予以实施推进。项目实施至今，全市累计排摸 452 万适龄对象，并组织全市 250 余家接种门诊，为超过 153 万适种老年人免费接种肺炎球菌疫苗。项目还首次同步开展了接种后长期效果观察，对老年人群大规模接种肺炎球菌疫苗的有效性与安全性进行验证。项目的实施进一步提升了上海市基本公共卫生服务水平，增强了公众自我保健意识。项目实施方案已被多个省市参考和借鉴，在国内产生引领与示范效应。

41 ┊ 70 年，让 7 种疾病成历史

◆ 上海市疾病预防控制中心

疟疾、血吸虫病、丝虫病及人体肠道寄生虫感染曾于 20 世纪在上海肆虐。经过本市寄生虫防治工作人员半个多世纪的努力，上海先后于 1985 年消灭血吸虫病，1986 年基本消灭疟疾，1996 年消除丝虫病，2017 年消除疟疾；人群肠道寄生虫感染率控制在 1% 以下，为历史低位。随着免疫规划工作的推进和冷链系统的完善，3 种曾经严重危害市民健康的疾病正在逐渐被控制或消除。自 1988 年以来，已连续 32 年无脊灰野生病毒病例发生；通过提高麻疹监测要求，做好麻疹病例管理，为易感人群提供预防接种等措施，消除麻疹成效显著，目前已连续 3 年处在历史低水平；自 1978 年起，没有本市白喉病例报告，至今已有 42 年。

42 中医药文化进上海地铁

◆ 上海市中医文献馆
◆ 上海中医药大学附属龙华医院

为传播中医药文化、提高市民健康素养和中医素养,上海市两家中医机构各展所长,大力推进中医药文化进地铁项目。

上海市中医文献馆与上海申通地铁集团自 2017 年起,连续 3 年在地铁 2 号线上启动中国风漫画的中医文化全景专列,同时在思南公馆、国金中心等上海地标配合开展形式多样的创新性传播:摄影比赛、视频科普、中医体验等,打造线上线下宣传闭环。这是国内首次将中医药文化全方位引入地铁,让人耳目一新。

龙华医院自 2013 年起携手上海地铁第三运营有限公司,在地铁 4、7 号线东安路站共同打造"健康文化区",每月 1 次派出医务志愿者为乘客和市民提供中医讲座及健康咨询的服务。截至 2019 年底,该活动已持续6 年余,举办 83 次,累计 200 余人次志愿者参与,获得市民与媒体的广泛关注与好评。

43 遗传咨询,助你生个"健康孩"

◆ 上海市妇幼保健中心

为落实健康中国行动目标,针对"全面二孩"政策实施造成高龄、高风险孕产妇增多,出生缺陷风险及遗传咨询需求增加的现状,上海市妇幼保健中心在市卫健委领导支持下,在中国科学院院士、著名遗传生物学家贺林的领衔指导下,以"健康孩"为基础,创新建立遗传咨询示范服务体系。融合国内外专家组建全市遗传咨询专家委员会,打造全国首家大型综合性遗传咨询示范服务基地,以现场和远程相结合方式提供示范性遗传咨询服务；获批全国遗传咨询培训机构及上海市产前遗传咨询与诊断中心，开展公益遗传咨询普及培训班，分级分类加强遗传咨询师资队伍能力建设；出台《上海市遗传咨询管理办法（2018版）》，规范遗传咨询技术服务，填补国内空白。

44 ┆ 做体育公益，助全民健身

◆ 上海克卿体育文化发展有限公司

克卿体育公司，为纪念复旦医学院创始人颜福庆（字克卿）而创办。克者，肩也；克卿，勇于担当。克卿体育公司通过不同形式，服务不同人群，包括推动武术项目进校园、指导企事业单位白领健康、服务社区老人健身等，为工会、妇联、残联、街道等提供一站式体育健身、健康关爱服务，并重点开展儿童托管、助残扶弱、体育科技等项目。迄今为止，已进驻30多家学校、20多家社区单位。从2016年起，连续4年服务"爱心暑托班"，先后服务11个区，培训学员逾2万人。多方位普及健康知识、多维度提供健康服务，克卿体育公司勇担体育公益职责，助力全民健身行动，为推进健康上海建设做出积极贡献。

45 ┆ 中医理念新实践，健康管理新品牌

◆ 上海上工坊门诊部有限公司

上海上工坊门诊部有限公司是一家致力于基层全科诊疗、常见病防治和健康管理的创新型健康事业服务机构，2016年成立，在黄浦区和闵行区拥有2个门诊部，设有内科、外科、妇科、中医科、预防保健科、医学检验科和影像科，年门诊接待量逾2万人。

"上工坊"运用中医理念与技术，开展疾病早期干预与治疗，并通过"家庭会员＋私人门诊"模式，普及家庭健康理念。经过4年探索，取得良好效果，形成口碑效应，高度契合《健康上海行动（2019—2030年）》为全人群提供全生命周期的健康服务理念、社会办医对中医理念的创新实践，致力打造健康管理的崭新品牌。

46 ｜ 打造"达医晓护"全媒体医学科普品牌

◆ "达医晓护"医学传播智库

"达医晓护"全媒体医学科普品牌，寓意"通达医学常识，知晓家庭护理"，汇聚300余位医学与传播学专家，集科普作品原创、自媒体运维、健康主题活动落地、科普人才培养、健康科普学术研究、公共卫生政策建议于一体，是中国科协"科普中国"品牌、国家卫健委"健康中国"品牌、人民网战略合作品牌、上海市"十三五"推进公民科学素质示范项目。获2018年"新时期健康科普征集大赛"最佳组织奖、国家社科基金重大项目、上海市高校智库、腾讯优秀民生账号等荣誉。受邀于2018年10月国家卫健委新闻发布会上介绍健康促进先进经验。在国内开创"医学传播学"的学科探索，并在上海交通大学医学院开设选修课。

47 ｜ "心悦夕阳"：社区心理助老

◆ 上海市黄浦区民政局
◆ 上海市黄浦区心理咨询师协会

黄浦区"心悦夕阳"社区心理助老服务始于2008年，十余年来扎根社区科普宣传，将心理专业与社会工作有机结合，积极探索社会心理服务模式,并建立完善社区心理助老预防体系。

在夯实与完善社区危机预防干预体系的基础上,从心理慰藉、心理危机预防干预聚焦到老年认知障碍的预防,研发适合老年群体的认知障碍预防与干预系统。通过线上测评与预防训练系统,结合线下志愿者专业培训与社区结对服务,通过以点带线到面,进一步将老年认知障碍预防干预活动推广进社区,逐步向黄浦区 10 个街道推广覆盖,形成"线上 + 线下"闭环,从根本上促进老年人从"被动接受服务"到"主动预防心理问题",摆脱精神依赖,消除孤独感,体现个人价值。

48 | "黄浦·我来赛"全民齐参与

◆ 上海市黄浦区体育局

围绕打造全球著名体育城市和建设健康上海,黄浦区体育局推动全民健身活动蓬勃开展。

为充分发挥黄浦区地域优势,努力形成具有黄浦特色的全民健身品牌大格局,2019 年区体育局以塑造优秀品牌、彰显体育文化为导向,推出"黄浦·我来赛"全新全民健身品牌,把全民健身赛事(特色品牌、区级联赛、市级承办、系列赛和"一街一品",共五大板块 69 项比赛)、体育服务配送(进社区、进楼宇)和体质测试(全民健身、竞技体育)等健身活动统一纳入品牌管理范围,并根据赛事活动级别、特点、区域,遴选出 15 项重点打造赛事,制作《2019 黄浦体育品牌赛事》宣传手册,全面推进健康上海建设,使黄浦区全民健身活动向着全覆盖、高品质、有影响、可持续的方向深入发展。

49 | 校园"洗手工程"：手"筑"健康

♦ 上海市静安区教育局

为进一步完善健康保障体系、优化教育教学健康环境、有效做好传染病防控、不断提升师生健康获得感，静安区教育局积极探索和实践，从2017年起组织开展中小学、托幼机构"洗手工程"专项工作，取得初步成效。截至2020年5月，已在43所学校55个教学点，共安装感应式水龙头1500个、感应给液装置1800台等设施设备。项目实施过程中，静安区硬件和软件两手抓，在改善洗手设施设备的同时，加强学校健康宣传教育工作，既有效减少了传染病的传播，又培养了师生自主自律的健康行为。今后，还将建立长效机制，不断探索学校健康环境创建的新方法、健康教育宣传的新模式、传染病防控的新途径，积极开展师生健康生活方式行动，为促进全体学生健康安全不断努力。

50 | 老年失智社区非药物干预

♦ 上海市静安区精神卫生中心

控制痴呆症对策是中国面临的紧要课题，目前最受关注的是在发病早期"轻度认知损害（MCI）"阶段进行适当干预，以阻止病情恶化。自2013年起，静安区卫健委针对老龄化的痴呆问题，主导推动《老年失智社区非药物干预项目》，引导社区60岁以上MCI老年人进行系统性的非药物综合干预训练，包括认知训练、有氧训练、情绪管理、缅怀治疗、脑健康自我管理等6类20余种干预方法。6年多来，近3.6万人次老年人参与并从中获益，得到中国工程院院士闻玉梅教授等国内外专家学者肯定及社会各界广泛认同。项目还建立了《社区老年失智干预标准体系》，荣获2017年上海市标准化优秀学术成果奖三等奖，并进一步促进项目推广应用，让更多人受益。

51 "海纳百创",打造"健康市北园"

◆ 上海市北高新(集团)有限公司

市北高新技术服务园区,作为张江国家自主创新示范区的重要组成部分,早在 2012 年就布局推动健康产业融合发展。在大健康领域协同下,创新健康模式,由产业动力带动园区向大健康行业发展,着力打造健康科技完整版图。同年成立了市北高新健康管理咨询服务有限公司,主要目的是满足园区白领就近健康咨询指导和医疗服务的需求。在打造以服务为主导的核心竞争力的思想指导下,创新性地率先在国内园区中推出医疗服务点设置和配套健康管理服务,为园区企业和员工解除后顾之忧。通过推出企业医务室、健康秘书等便捷、贴心的服务,得到了企业和白领们的热烈欢迎。

52 "互联网 +"防"艾"志愿服务新探索

◆ 上海市静安区精神文明建设委员会办公室

上海青艾健康促进中心登记于 2010 年 3 月,是由一群热衷于社会公益事业、以普及青少年性知识与性健康为己任的大学生发起成立的专业社会组织。成立 10 年来,中心获得国家 5A 级社会组织、上海市文明单位等称号,中心总干事荣获全国道德模范提名奖、上海市五四青年奖章等荣誉。中心探索运用互联网方式,扩大宣传覆盖,把一线服务放入网络,为上海地区青少年人群提供性安全的宣传教育、专业培训、知识交流平台,并提供心理干预、包含艾滋病的性病咨询及检测等服务。目前,已累计服务青年群体 35 000 多人次,通过"互联网 +"防"艾"模式发现艾滋病感染者 1400 多例,心理在线咨询服务 4100 小时,为群体树立积极向上的生活理念,提倡健康阳光的生活方式,营造健康的社会环境提供保障。

53 ｜ 徐汇打造"拒烟联盟体"

◆ 上海市徐汇区疾病预防控制中心

徐汇区共辖 12 个街道和 1 个镇，区内医院、学校资源丰富，具备建立联盟体的单位基数，同时医院和学校已具备无烟单位建设、健康促进单位建设等工作基础。结合《上海市公共场所控制吸烟条例》修正案实施，徐汇区为加强辖区整体控烟能力建设，从更多层面、更多维度，助力无烟环境建设，自 2015 年起开始建立"拒烟联盟体"控烟工作体系。目前，已建成"医·无烟""校·无烟""家·无烟"三个拒烟联盟体，以及"厂·无烟"控烟联盟体。其中，"校·无烟"拒烟联盟体于 2017 年 8 月荣获"中国青少年控烟贡献奖"，并在第十届全国青少年控烟学术交流会上交流经验。

54 ｜ 30 年，致力居民口腔保健

◆ 上海市徐汇区牙病防治所

上海市徐汇区牙病防治所"汇笑牙防"牙防小分队秉承"口腔健康，全身健康"的理念，30 年如一日，为全区 108 万居民做好口腔疾病预防监控和口腔医疗保健。同时，该所每年投入 50 万元走进街道社区、深入部队，免费为 30 多家企事业单位提供 3000 多人次服务；7 次走进江西黎川山区，2 次上西藏日喀则高原，将服务延伸到山民、藏民身边。该所的"儿童口腔保健和牙病防治"项目荣获上海市科技进步奖三等奖；2019 年《侨爱心——江西黎川口腔保健公益行》荣获中华医学会教育技术优秀成果二等奖。此外，该所还涌现出两届全国劳模徐培成、全国五一劳动奖章获得者钱文昊等先进典型。

55 ｜ 周医生开出"健康加油站"

◆上海市长宁区新泾镇爱国卫生运动委员会办公室
◆上海市新泾镇社区卫生服务中心

"周医生健康加油站"是长宁区新泾镇社区卫生服务中心周祥俊家庭医生工作室创立的服务品牌。他提出"少吃一颗药，活到一百岁"的口号，自 2015 年至今已开展百人大讲堂 60 余次，推出 100 多集视频、200 多集音频、40 余篇文章，用全方位健康科普方式，纠正错误认知，倡导健康生活方式。由他经过 5 年精心筹备、编撰的《粗粮主义》于 2018 年正式发售。书中结合节气的 72 道粗粮养生菜品让百姓吃出健康。"周医生健康加油站"不仅让居民赞不绝口，也收获了 2015 年度长宁区卫计委医疗服务品牌创意银牌奖。周医生荣获 2015 — 2017 年度上海市卫生计生先进工作者、2017 年度上海市十佳居民健康自我管理小组指导医师、2018 年度上海市卫生健康行业青年五四奖章等殊荣。

56 ｜ 心视野·心对话

◆上海市长宁区精神卫生中心

长宁区精神卫生中心作为一家精神卫生专科医院，多年来始终秉持"关爱心灵，追求卓越"这一建院初心，利用精湛医疗技术和耐心的人文关怀不断帮助精神障碍患者走出困境，鼓励他们回归社会。为进一步做好心理健康知识普及工作，引导广大人民群众关注心理健康，自 2010 年至今，长宁区精神卫生中心每年都会举办"心视野·心对话——与心灵相约"高峰论坛，通过现场普查、主旨演讲、主题论坛、体验互动、现场问答及媒体报道等形式，向广大人民群众传播心理健康知识，为健康中国助力。

57 │ "长宁健康好声音"创新科普品牌

◆ 上海市长宁区疾病预防控制中心

"长宁健康好声音"是在长宁区卫健委的领导下，由长宁区疾病预防控制中心打造的新型健康促进活动模式。该项目一改以往被动的宣教形式，采用竞赛方式激励居民主动学习健康知识，在创作科普作品的过程中提高自身的"知、信、行"能力。再由专业机构进行加工、审核，制作出一批可推广的科普作品，提高辖区居民整体健康素养，从而形成提炼、改编、创新、回馈的良性创新循环模式。通过活动，涌现出一批优秀的健康科普作品和健康达人，组建了一支具备"能说、能写、能思考"的科普人才队伍，打造了一个"有声、有色、有内容"的传播资料库。该模式以别具一格的健康理念、独特创新的传播方式受到社会的广泛好评，多次荣获国家及上海市各类奖项。

58 │ "亮睛""控重""清新"，打造健康校园

◆ 上海市长宁区哈密路小学

哈密路小学是位于长宁区的一所具有百年办学历史的公办学校，坚持"让每一名学生阳光成长，全面发展"的办学理念，以"促进师生健康，构建和谐校园"为工作目标，在广大师生和家长中树立"健康第一"的基本理念，积极开展"健康促进学校"创建工作。为让健康促进工作落到实处，真正提升学生的健康意识，学校进行基线调查，根据学生存在的健康问题，积极开展"亮睛""控重""清新"三大行动，利用各种资源，通过各种有效途径，培养学生健康的生活方式。在健康促进学校建设中，广大师生和家长的健康知识、自我保护意识和健康水平得以不断提升。

59 | "放学别走!"健康科普更生动

◆ 上海市长宁区疾病预防控制中心

"放学别走!"学校科普公益项目是长宁区疾病预防控制中心针对学校健康教育开设的一档公益项目。面对传统学校健康教育课程枯燥、单一、陈旧的现状,"放学别走!"项目推陈出新,通过新媒体的"线上"和互动课堂的"线下"两个维度,以及"送出去"和"请进来"两个方向,牢牢把握学生兴趣爱好,让健康科普更生动有趣。同时,项目更请到行业内的骨干精英及行业外的青年才俊加盟,不仅确保了科普的精确性和科学性,更缔造了全社会关心学生健康的良好氛围,共同保障学生的健康成长!

60 | 社区安宁疗护:"阳光下的告别"

◆ 上海市普陀区长征镇社区卫生服务中心

享有临终关怀服务是人的一项基本权利,同时也被视为国家和社会进步的标志。普陀区长征镇社区卫生服务中心作为上海市政府实事项目——临终关怀的首批18家试点单位之一,在为晚期肿瘤患者提供居家和机构相结合的安宁疗护服务方面先行一步,进行探索与实践。多年来,中心不断提升安宁疗护团队服务质量和标准,拓展服务对象和服务内容,通过实践,让更多临终患者及其家属获得规范化、专业化、精准化的安宁疗护服务。经过近7年的实践探索,中心在社区安宁疗护服务方面取得显著成效。

61 ｜ 虹口首创"365"家庭医生签约工作法

◆ 上海市虹口区卫生健康委员会

为办好百姓家门口的医疗卫生服务,加快推进"1+1+1"家庭医生签约服务工作,虹口区依托社区综合治理,合力探索可复制、可推广的"365"家庭医生签约工作法。其中,"3"是指把握签约过程中认知、服务与群众满意度这3个关键环节;"6"是指由家庭医生协同社区居委开展就诊、上门、集中、机构、电话、网络6种签约方式;"5"是指精准定位社区标杆人群、就诊人群、重点人群、特殊人群、其他人群共5类签约服务人群,通过共治理念促签约、党群力量助签约、提升服务推签约,形成社区联动、服务引导、精准签约、有效激励四大机制创新,在提升家庭医生签约率、提高签约居民满意度与获得感方面取得了显著成效。

62 ｜ "体医融合"助力"健康杨浦"

◆ 上海市杨浦区体育局

杨浦区体育局在市体育局领导关心下,着力构建工作体系、完善工作模式、丰富工作内涵,在全区范围内努力推动"体医融合"项目,普及"运动是良医"的理念,发挥体育的健康促进功能,推广糖尿病、高血压、肥胖、帕金森病等慢性病运动干预的有效方法。通过科学的健身指导,让社区、学校、企事业单位等的慢性病患者定期参加体育锻炼,以八段锦等易学、易坚持、适应性好的运动方式缓解、稳定病症。通过科学运动指导把健康防线前移,让市民从生活方式上得到改善,从而预防慢性病的发生,力争为全市乃至全国"体医融合"的开展提供可复制、可落地、可借鉴的成功经验,推进全民健身和全民健康深度融合,致力打造"健康杨浦",助力健康上海和健康中国建设。

63 | 睦邻"健康秀"，科普"接地气"

◆ 上海市杨浦区中心医院

杨浦区中心医院是一家建院 70 周年的三级综合性医院，年门急诊量 190 万人次，服务半径辐射杨浦区 85 万常住人口。医院立足区 50 个睦邻中心（点），开展"睦邻健康行"科普活动，集结一批专业"健康科普讲师"，把健康生活方式、常见病的预防保健知识，以更加集中的方式传递给杨浦居民，已开展 81 场科普讲座，服务 6000 余人次，发放宣传资料 5 万份。同时，打造创新型社区科普生态体系，利用微信公众号和面对面讲座等线上线下的交流形式，全面提升健康教育服务能力。这些科普团队倾情演绎的"健康秀"被多家媒体报道，"接地气"的科普方式是家门口传授健康的秘籍。

64 | "最短里程"对接残疾人康复

◆ 上海市杨浦区残疾人联合会

2018 年，杨浦区残联与杨浦区卫健委共同制定《杨浦区进一步加强残疾人康复体系建设实施方案》。同时，以上海市第一康复医院控江院区建设为契机，依托区中心医院、区精神卫生中心及各社区卫生服务中心，建立健全残疾预防和残疾人康复服务体系，打造残疾人康复信息区域管理平台系统，实现"最短里程"的精准康复对接，推进各社区康复分中心、社区康复站点的功能提升和扩容，推动各级康复服务机构优势互补、互相依托、共同发展，切实提高人民群众的获得感、安全感和满意度。

65 血糖管理插上信息化翅膀

◆ 上海市第五人民医院

为解决传统血糖管理模式中存在的问题，2016 年，上海市第五人民医院内分泌科启用信息化血糖管理系统，实现医院手术科室血糖异常住院患者的远程监控管理。该系统结合智能血糖仪和无线网络，自动上传、监控患者的血糖值，并设有血糖"危急值"和"警示值"提示。2017 年，借力"华山—五院—闵行"（H5M 医联体）平台，医院推出升级版"H5M 医联体糖尿病信息管理平台"，目前辐射闵行区 6 家社区卫生服务中心。统计数据显示，受管理患者血糖总达标率明显提高、平均住院日显著降低。2019 年，该院内分泌科进一步尝试门诊患者居家血糖管理，不断创新的血糖管理模式减轻了糖尿病所带来的社会经济负担，为老百姓提供家门口的优质医疗服务。

66 自闭症患者"变身"新媒体画师

◆ 上海市闵行区残疾人联合会

新媒体艺术绘画通过对计算机绘画和 3D 打印技术的突破，实现了计算机绘画与传统布面油画艺术的完美融合。画师可在电脑上创作油画数字作品，并通过 3D 打印得到近乎传统手绘状态的油画成品。这项重大创新改变了油画的创作方式，在保证作品艺术价值的同时，一方面大大降低了成本，让油画艺术可以走进寻常百姓家；另一方面，通过数字化载体实现了专业与非专业间的绘画远程联合创作，自闭症患者也可以参与画师对油画作品的创作与生产，从而为中国数以千万计的自闭症患者找到一条就业的出路，由此创作的作品也兼具艺术与公益属性。该项目为千万自闭症患者家庭点亮希望之光，也让爱与关怀的理念更广泛地传播到社会每个角落。

67 | 守护 500 万浦东居民心理健康

◆ 上海市浦东新区精神卫生中心

由赵旭东教授领衔的同济大学附属精神卫生中心暨上海市浦东新区精神卫生中心团队，基于系统式心理治疗理论和实践，围绕"生物—心理—社会—文化"的新医学模式，对精神卫生服务模式进行创新，为浦东新区近 500 万居民的心理健康服务保驾护航。他们的创新模式主要包括家庭治疗理论和技术推广、心理健康专业知识科普、面向患者和家属的系统式护理门诊。从专业人士、普通大众、患者和家属三个人群层次，全方位构建心理健康服务体系和理念。近年来，该项目惠及数万群众，已经成为长三角乃至全国范围内心理健康服务模式改革的典范，为专业人士搭建优质的学习和互助平台。

68 | 健步强身，共创"健康宝山"

◆ 上海市宝山区总工会

为引导职工群众养成低碳文明出行的理念，鼓励职工群众积极参加走路健身活动，同时宣传宝山人文历史、发展亮点、未来规划，宝山区总工会联合区域单位开展"幸福宝山路，文明修身行"主题健步走系列活动，将运动健身、知识答题、团队拓展、履行社会责任等结合起来，不断宣传健康知识、拓展健康活动内涵、创新健康活动形式，引导职工群众了解宝山、关心宝山、建设宝山，取得了良好的成效。健步走活动自 2016 年启动以来，已成功举办五季，深受广大职工群众的欢迎，累计共有 2000 多家单位、1.35 万个团队、14.6 万人次参与。活动获评市级精神文明建设优秀项目，并被纳入宝山创建全国文明城区专项行动。

69 | 打造篮球小镇，推广全民健身

◆ 上海市宝山区罗泾镇人民政府

罗泾镇在区委、区政府的领导下，立足增强群众身体素质，促进健康宝山建设发展，提高人民生活质量的目标，结合"美丽生态"罗泾建设，对照城乡发展一体化要求，加快基础设施建设，全力打造全民健身设施圈。注重特色项目的培育和体育骨干作用的发挥，形成以点带面的良好发展态势。践行"体育＋健康"的发展理念，探索"俱乐部＋运动会"的运作方式，倡导人人参与、共建共享，让市民在体育健身中树立健康生活理念。通过竞技比赛凝聚力量，提升精气神，充分彰显罗泾体育发展水平。聚焦普及推广，着力打造农村体育亮点特色，紧紧围绕打造"篮球特色小镇"品牌，举办"一鸣泾人""泾光闪闪，篮球小镇"农民篮球特色赛事，取得良好成效。

70 | 医教结合，助力特殊儿童成长

◆ 上海市宝山区特教指导中心

自 2015 年起，宝山区深入推进"国家特殊教育改革医教结合实验区"工作，在三方面取得显著成效。首先，构建了保障医教结合的服务机制，以教育、残联、卫健委三部门为主，联合创建区域一体化医教结合服务机制，拓展医教结合服务对象，完善医教结合诊断与评估流程，建立特殊学生个人发展及多元化评估系统；其次，打造了适应医教结合需求的队伍，通过开设多模块的医教结合培训课程，研制多岗位职责标准，形成以教师和医生为两大主力的专业团队；第三，实现了医教结合服务全覆盖，从满足残障儿童教育康复医疗需求角度出发，为区域内 0 ～ 18 岁残障儿童提供切实的保健、教育、医疗、康复服务。

医教结合"宝山模式"在全市乃至全国得以推广,先后 5 次在教育部组织的全国性会议上进行经验交流。

71 | 十年磨一剑,"唱响"健康

◆ 上海市松江区健康促进委员会办公室

为满足市民对健康知识的多元化需求,丰富和创新健康传播载体,松江区探索将健康知识融入文化,提升传播效能。一是持之以恒,培育社区健康文化,十年磨一剑,树立"健康唱响"文化品牌;二是围绕核心,把握健康文化要素,将健康生活方式和健康素养融入健康文化创作、传播全过程;三是丰富载体,满足市民个性需求,通过挖掘优势资源、开展作品创作征集、拓展传播形式,持续扩大影响力。通过以上做法,提升"主创"健康宣导员自身价值,促进"参与者"提升健康素养,强化受众对健康知识的兴趣,增强活动场所的凝聚力。

72 | 携手共建无烟老年活动室

◆ 上海市松江区健康促进委员会办公室

《上海市公共场所控制吸烟条例》规定室内全面禁烟。松江区共有老年活动室 364 家,通过巡查发现,部分老年活动室(特别是农村老年活动室)仍存在吸烟现象。

为破解老年活动室吸烟管理难题,促进老年人健康,松江区坚持党建引领,从健全工作机制、加强人员培训、完善控烟设施、强化社会共治等多个角度,防治并举,发挥区爱卫、疾控、卫监、居(村)委、老年协会及社会志愿者力量,开展专项调查,动态掌握控烟现状,把握工作重点,精准管控对象，优化老年活动室健康环境，携手共建无烟老年活动室创建工作。

73 小体检、大善事，精准服务惠民生

◆上海市松江区泗泾镇社区卫生服务中心

"中国健康与养老追踪调查"结果显示：68.81% 的中老年人至少患有一种慢性病，41.15% 的人患有两种及以上慢性病。泗泾镇政府坚持以人民为中心，积极应对人口老龄化，不断加大医药卫生投入，自 2008 年起每两年对 45 岁及以上户籍居民进行健康体检，探索将慢性病患者"找出来、管起来、控下来"的套餐式服务模式。基本套餐包含居民生活方式、体格检查及心电图、B 超、实验室检查等。根据体检结果，中心开展套餐延伸服务，包括健康状况评估与自我管理、大肠癌和脑卒中筛查、家庭医生签约服务等。通过套餐式服务，实现了慢性病早发现、早诊断和早治疗，患者还可享受优先转诊、长处方和延伸处方等优惠政策，使居民满意度和获得感不断提升。

74 嘉定初级卫生保健服务发挥示范效应

◆上海市嘉定区卫生健康委员会

经过 40 年不懈努力，嘉定区由一个初级卫生保健服务相对滞后的农村，进入国际先进行列。世界卫生组织嘉定合作中心成立 40 年来，对内示范辐射，对外合作交流，让世界认识了嘉定。嘉定提前 8 年实现"2000年人人享有卫生保健"的目标，同时实现新的目标——创建健康城市。社区卫生服务综合改革已取得阶段性成果，为上海乃至全国提供成功的经

验：在本市率先推出"3+2"社区医生培养模式，农村医疗卫生队伍得到切实加强；创新"3+X"家庭医生服务模式，为辖区居民提供以人为本的整合型健康服务。同时，将中医药纳入社会经济发展总体规划，与家庭医生制度结合，融入医改、慢性病防治、健康教育、治未病等方面。目前，嘉定初级卫生保健工作处在国内领先地位，并与国际健康城市接轨。

75 "健康安亭"—— 市民健康工程再发力

◆上海市嘉定区安亭镇卫生健康办公室

安亭镇自 2012 年开始实施"市民健康工程"，2015 年出台《安亭镇市民健康工程评价报告》，进一步深化健康安亭建设，不断完善健康设施建设，拥有 1 个健康主题公园、8 个健康小屋、22 条健康步道等健康设施。同时，对企事业单位开展健康教育、健康活动及职业病防护，强化职业健康监督管理，开展控烟管理等。此外，形成以慢性病全程管理为核心的健康促进模式，通过 56 个健康自我管理小组（截至 2020 年 5 月）、家庭医生团队及慢病健康家园等措施进行精细化管理，建设慢性肾病防治体系，开展糖尿病患者同伴支持等项目。居民健康素养和对"市民健康工程"的满意度不断提升，2019 年，居民对该工程的满意度为 95%。

76 农村自办酒会所标准化建设

◆上海市嘉定区市场监管局

为保障百姓用餐安全和身体健康，嘉定区创新工作思路，在全区范围内开展自办酒会所标准化建设，制定发布《嘉定区农村自办酒会所标准化建设三年行动方案》，以会所硬件设备、日常管理、人员培训等为重点，计划通过 3 年时间，全区农村自办酒会所全部实现管理标准化、硬件设施标准化、规章制度标准化和台账记录标准化。2019 年，嘉定区将此项工作纳入区政府实事项目。目前，全区已有 39 家会所完成标准化创建，54 家会所正在创建中。安亭镇泥岗村和南翔镇新裕村共同承担的"农村自办酒会所管理和服务综合标准化试点"成功获批市级农业标准化试点项目。嘉定区将继续推进标准化自办酒会所创建，保障集体聚餐食品安全。

77 ┊ 健康科普周周播

◆上海市奉贤区卫生健康委员会

为进一步提升辖区居民健康素养，2019 年奉贤区卫健委与上海市健康促进中心合作实施健康科普周周播项目。结合时令特点及疾病流行特征，主办方每周制作一期健康科普宣教视频，视频分为健康提示、健康公益、健康运动和健康特色四个板块。区卫健委将视频在奉贤区政务网、健康奉贤微信平台发布。各社区卫生服务中心将视频分发至辖区各村居活动室、生活驿站、各级各类学校及大中型企业等进行播放，构建立体式、全方位宣传氛围，让全民多途径、多渠道获得健康知识，提高健康自我管理水平。此项目由区卫健委统一部署，全区统一行动，深入各类人群聚集场所，自 2019 年 3 月启动以来，截至 2019 年底，已制作 39 期，累计百万余人受益。

78 ┊ 健康促进积分制，"我的健康我管理"

◆上海市青浦区卫生健康委员会

为提高健康教育工作对公众的吸引力，提升百姓参与度，青浦区卫健委从 2015 年起逐步试点推广健康促进积分制管理工作，如今已在全区 11 个街镇全面推广。

健康促进积分制管理工作通过七大模块，结合现有健康教育工作内容，对参加健康促进推广活动的居民发放健康促进积分，并用积分换取健康支持性工具及健康服务的方式，吸引群众参与健康促进的宣传活动，获得良好成效。截至 2019 年底，全区累计开展健康教育积分制活动 2198 次，办理总积分卡 56 042 张，参与人数 78 944 人次，新办健康促进积分卡 9108 张，取得了良好的社会效果，社区居民了解了健康教育积分制的作用和意义，理解了"我的健康我管理"的理念。

79 | 农民"画"健康，金山"话"健康

◆ 上海市金山区疾病预防控制中心

为进一步提升辖区居民健康素养水平，突出"喜、闻、乐、见"健康宣传理念，金山区疾控中心结合独特的地域文化，围绕农民"画"健康、金山"话"健康、宅基"送"健康，积极探索基于金山民俗文化的健康教育工作模式。将健康知识与金山农民画结合，创作的《农民"画"健康》系列作品既有鲜明健康内容，又有农民画的独特魅力。将健康知识与金山方言、"金山故事"结合，打造平民化方言健康主题"金山故事"。抓住"宅基头"这个关键点，将健康生活理念直送到村民家门口。相关工作在疾病防控中发挥了积极作用，得到权威专家认可，成效突出，居民接受度高、满意度高，作品荣获第十六届中国人口文化奖一等奖，对新时期健康教育工作实践具有积极意义。

80 ｜ 绿色食品，从田头到餐桌

◆上海市崇明区农产品质量安全中心

崇明区农产品质量安全中心主要承担崇明区农业标准化生产、农产品质量认证和安全监管等日常事务。为全力实施健康上海建设，构建安全的食用农产品环境，推进世界级生态岛建设，崇明区以发展绿色食品为抓手，大力推进绿色农产品标准化生产，实施农产品安全全过程、全覆盖监管，努力打造上海市最大的优质农产品生产和供应基地，为广大市民提供更多优质的农产品，不断满足市民对绿色健康食品的需要。截至 2019 年底，全区共有 254 家企业、443 个产品获得绿色食品证书，认证总产量为 49.56 万吨，产量认证率为 41.07%，种植业认证面积 34.24 万亩（1 亩 ≈ 666.67 平方米），占上市面积 85%。当前，安全、优质营养的绿色农产品已成为新时尚，崇明绿色农业发展加快了农业生产向满足市民营养健康需求转型升级。

附 录

新时代"健康上海"建设典型案例征集优秀组织奖

1. 上海市体育局
2. 上海市农业农村委员会
3. 上海市交通委员会
4. 上海市医保局
5. 上海市残疾人联合会
6. 上海中医药大学
7. 上海市计划生育协会
8. 上海市疾病预防控制中心
9. 复旦大学附属儿科医院
10. 上海交通大学医学院附属上海儿童医学中心
11. 黄浦区健康促进委员会办公室
12. 静安区健康促进委员会办公室
13. 长宁区健康促进委员会办公室
14. 徐汇区健康促进委员会办公室
15. 杨浦区健康促进委员会办公室
16. 闵行区健康促进委员会办公室
17. 宝山区健康促进委员会办公室
18. 嘉定区健康促进委员会办公室
19. 松江区健康促进委员会办公室
20. 崇明区健康促进委员会办公室